WORLD WAR C

Lessons from the Covid-19 Pandemic and How to Prepare for the Next One

桑賈伊・古普塔——著
Sanjay Gupta
張瓊懿——譯

獻給所有新冠肺炎的戰士
——所有醫生、科學家、醫護人員，
以及不分老少的倖存者和受害者。

獻給所有勇敢向前，
必須將這些重要教訓傳承給下個世代的孩子們。

此外，也獻給地球上所有會呼吸的生命……
以及我們共同居住、賴以生存的大自然。

追憶逝去的過往，不代表我們記得它們的原貌。

——普魯斯特，《追憶似水年華》作者

目次

▽二〇一九年最後一天，貝里斯

大多數戰爭都始於某種形式的宣戰，但這場疫情大戰的起頭卻混沌不明，而且很可能在接下來數十年都還有爭議。不管這個新型冠狀病毒是從哪裡來、在何時出現，有件事沒有人會否認：人類遭遇了二十一世紀首次全球流行病浩劫。雖然我們具備二十一世紀的醫學、高明的電腦模型和流行病預防規畫，但顯然還不足以應付。

二〇一九年十月，就在這場全球大流行病變成殘酷事實的幾個月前，約翰霍普金斯健康安全中心和經濟學人智庫發布了全球健康安全指數。雖然該報告指出「沒有任何國家能對流行病或大流行病做萬全的準備」，但是在他們評估的一百九十五個國家裡，美國得到第一名。很顯然，我們並沒有拿出應有的表現。

在這場大流行病中，富裕國家的情況往往更糟，一些貧窮國家反而受創較輕。這當中的差異，不管是好是壞，除了病毒本身的因素之外，也跟人們的行為有關。

徹底剖析一個新疾病，完全了解一種病菌的生物學與行為、以及它對不同年齡層的人帶來的影響，有可能得花上數十年。而且答案沒有那麼直觀。以二〇〇九年的H1N1大流行為例，那些需要住院的患者大多在十歲以下。當時是認為，這些小孩從來沒有接觸過類似這個新的流感病毒，因此不具備免疫能力。至於禽流感（或稱H5N1），受影響最大的年齡層介於十歲到四十歲間，原因是自身免疫反應過度會提高死亡風險，因此在年輕的成年人中較為常見。至於新冠肺炎，較容易因染病而死亡的則是老年人，死亡案例中有八十%是六十五歲以上的人。

這個發現後來卻成了混淆視聽的致命錯誤。美國的年輕人誤以為新冠肺炎是「老年人的疾病」，因此忽略了政府的指示，以為自己不會受感染，或很容易便能康復。隨著病毒開始突變，它侵害的宿主也愈來愈年輕——特別是在老年人已經接種疫苗，有了保護力之後。

畢業於耶魯大學的約翰・布朗斯坦是數位流行病學的先驅，目前擔任哈佛醫學院的生物醫學資訊學教授，也是波士頓兒童醫院的首席創新長，擅長用各種數位數據來了解大眾健康。他擁有某些極具說服力的證據，可以證明早在二〇一九年秋天，就有人因為感染新冠病毒生病——比世界各地得知這個病毒要早了好幾個月。

利用微衛星科技和互聯網的搜索趨勢，布朗斯坦在大家還沒發現前，就「見到」了武漢遭受第一波病毒侵襲的跡象。衛星影像顯示，自二〇一九年夏末開始，停進武漢的醫院停車場的車輛就開始增加，情況與前幾年大不相同。中國百度的搜索引擎上，與傳染病相關的搜索詞條也增加了。這種科技也曾被用來追蹤呼吸道疾病。布朗斯坦幾年前就發表過一篇文章，指出拉丁美洲的醫院到了流感季節就會變得異常忙碌。根據多數人口的行為來判斷疫情爆發的起點和軌跡，將成為二十一世紀的新方法。

孟天行和我曾在柯林頓執政時期的白宮共事，他是中國地域政治專家，擁有牛津大學博士學位、哈佛法學院法學博士學位；資歷很長，擁有各種豐功偉業。他是華府第一個提出新型冠狀病毒可能是武漢實驗室洩出的人，現在他想要讓大家把這個實驗室洩出的假設視為一種可能，而不是陰謀論。

他認為這個病毒有可能是純天然的，然後在隨機狀況下從野生動物跳到人類身上，但他認為我們應該針對實驗室理論徹底調查。他相信新冠病毒很有可能是源於自然界，但經過培育後，感染人類的能力變強了。川普時期的疾病管制中心主任鮑伯．雷德菲爾德醫生也這麼認為。「在實驗室裡，我們大多會想辦法讓病毒長得好再更好、再更好、再更好、再更好，這樣才好研究它、拿它來進行實驗。」雷德菲爾德解釋道。為什麼要對病原體做這些訓練，讓它們的傳染力或毒性變強呢？這是為了領先病毒——或說領先大自然一步。

我喜歡把疫苗視為教授語言的講師，它會教導我們的身體一種新語言。如果你經常接觸到某種病毒，那麼你的免疫系統就能很流利的用這種「語言」溝通。隨著病毒開始消退，使用這個新語言的機會也會變少，所以必要時就得再進修一下。追加劑的作用就是這樣，它可以讓身體很快想起怎麼攻擊病毒，特別是這個病毒和原來的病毒株只有些微差異時。

二〇二〇年十二月十一日，輝瑞／BNT的mRNA疫苗成了食品暨藥物管理局第一個批准緊急使用的疫苗，我有幸能訪問幕後的兩位主要科學家。為了報導這場疫情所做的幾千場談話中，這是我相當喜愛的一場。一月份，中國發布病毒基因序列沒多久，身處德國實驗室的烏爾．薩欣醫生和厄茲勒姆．圖雷西醫生，便立刻投入以mRNA對抗該病毒的工作。一直以來，他們都是把mRNA技術用在癌症研究上，但他們很快將目標轉向因應這個新挑戰。他們具備所有需要的工具和能力。

有件事起了巨大變化：我們的認知。醫學和公共衛生界外的朋友都因新冠疫情，上了一堂速成的病毒動力學、抗體和疫苗課。我們將學會怎麼跟這個在疫苗和天然抵抗力施加的壓力下，不斷變異和突變的病毒共存。隨著具有抵抗力的人愈來愈多，我們抵禦病毒的能力也會愈來愈強，只不過病毒的動力學也在跟著改變。我們愈認識病毒，病毒也會愈認識我們。在我們適應的過程中，病毒也在適應。這是一場賽跑。我們必須在病毒突破防線前，建立起防禦能力。

我們個人要怎麼做，才能讓自己不受下一個肆虐的病原體侵害，並確保家人安全呢？要如何維護我們的身心健康？我們應該記取哪些實際的教訓，以守護自己和家人的未來？如果你因為感染新冠病毒，成了有慢性健康問題的長期患者，事情看似沒有終點呢？這些問題——以及更多其他問題，它們的答案都在這本書的第二部。

即使病毒一再突襲，人類依舊我行我素得令人不安。二〇一八年，霍特茲醫生和同僚正確預測了美國七個可能出現麻疹的地方。一年後，這些地方爆發了小規模疫情，後來規模逐漸擴大，最後在三十一個州出現了一千多個確診案例。麻疹病毒的傳染力極強，但是它有個簡單又有效的解藥，就是疫苗。如果讓我猜哪些地方是將來再次出現新冠肺炎的熱點，我會說就是霍特茲推測會爆發麻疹疫情的地方——「疫苗猶豫」情況最嚴重的地方。

霍特茲和我都認為，如何提倡並行銷科學——從疫苗到生活型態醫學——是讓我們對未來的傳染病大流行產生防禦力的關鍵。推廣疫苗最有力的代言人，是我們自己社交圈裡那些已經接種疫苗，願意講出正面經驗的人。隨著反疫苗的立場變成非常態，信心的良性循環就會開始成長。我們承受不起社區中有威脅生命的小規模疫情爆發。把這件事想像成是在製造「認知抗體」，專門打擊錯誤資訊。

隨著新冠病毒在我們的環境生根，我們會需要經常評估風險並且做決定，這些決定影響的不只我們自己，還有我們身邊的人。儘管我們一輩子都在做影響他人的決定，但由於這個疫情極其複雜，我們做決定時必須比過去任何時候更審慎。新冠病毒的毒性或致死率，也許會因為突變而降個一、兩級，但它恐怕無疑會在我們的環境中落腳了。

我們必須學習一輩子和這個病毒共處，並將它列入日常生活風險，這必須成為相對自動化的大腦流程，就像自動駕駛車透過導航做抉擇，來防止交通事故發生一樣。而具備這種自動化能力的第一步，就是認識你的大腦。評估風險時，若是試圖回想不存在的證據或記憶，只會拖慢你的速度、妨礙你做決定，而且你做出的決定還往往是錯的。所以這時你該做的，反而是清空大腦，別讓先入為主的觀念妨礙你，才有助你更正確的評估風險。

減肥圈有個「設定點」理論：每個人都有內建的生物控制機制，會主動將體重調到一個預設數字。我們的身體喜歡將體重維持在一定範圍內，但如果吃得過多或過少，這個設定點便會失效或無法回復，這時體重會增減得很明顯，甚至可能出現新的設定點。同樣的，每個人都有個發炎的基準線。發炎是身體的防禦系統對抗潛在傷害或損傷的機制，但是當這個系統不斷受到刺激，不停釋放化學物質，它就會開始錯亂。

設定點高代表溫度高（發炎）。在感染的急性期，病毒會啟動一連串發炎反應，首當其衝的是我們的器官和組織。然而在病毒離開後，身體可能持續處於免疫風暴中，導致發炎的設定點持續提高。這個現象令許多醫生徹夜無眠，他們擔心病毒清除後，看似正在恢復的重症患者幾天後再次倒下，然後過世。我們事後得知，川普總統在確診住院沒幾天便回到白宮時，他的醫生很怕會發生這樣的事。

新冠病毒究竟會不會直接攻擊大腦還有爭議，目前尚未在死去的患者大腦發現新冠病毒。但是我們知道，在感染急性期大腦可能會出現發炎、自體免疫反應，以及自主神經的部分調節能力受損。醫生見到的這些神經狀況，也可能和血管的變化有關。科學家已經開始記錄引發長期症狀的兩大驅動力：感染和免疫系統反應過度造成的器官和血管損害，或是因為病毒滯留體內，導致問題一直存在。

一個人對新冠病毒的反應、以及是否會發展為長期患者，很可能受基因、表觀遺傳和環境因素間複雜的交互作用影響。日後我們能根據來自長新冠患者的數據，找到當中的模式，更好的預測什麼樣的人較可能出現長期症狀。值得注意的是，許多長新冠患者在接種疫苗後症狀有所改善，這是個好消息，也為導致長期症狀的根本原因提供了線索。對於長新冠患者以外的人，這則是另一個接種疫苗、以及日後持續施打追加劑的理由。

新冠肺炎讓我知道，對於「世界上的一個角落爆發疫情，任何地方都可能遭受波及」這句我在非洲第一次聽到的公衛格言，我的理解多麼不足。偏遠的世界角落就像我們自家的後院。除非我們將全球性和國家性的分歧與裂縫都填補起來，否則新冠病毒就會像伊波拉病毒一樣可怕，殺傷力驚人。這就是為什麼，我們每個人都有義務協助遏止遠方爆發疫情。

大流行病揭露了我們的真實面目——我們的道德觀、價值觀、倫理，以及人性。它以絕無僅有的方式考驗我們。過去這個世紀發生了許多事。自流感大流行以來，我們擁有了網路和手機、卓越的醫學科技，更加認識疾病本身，也更加了解治療它們的方法。新冠疫情危機促使mRNA疫苗終於跑到終點，將來勢必會在更多醫學領域成為有力的工具。這次疫情會是個時不時令人覺得疼痛的傷疤，但是我們會學習，並朝著對未來有幫助的方向繼續成長。

即使人類的發明創造、知識、組織不斷改變，我們面對寄生生物入侵時依舊脆弱。
只要有人類，就會有比人類歷史更悠久的傳染病，
而且一如既往，它們會是人類歷史的基本參數和決定因素。

——威廉・麥克尼爾（William H. McNeill），
《瘟疫與人》（*Plagues and Peoples*），一九七六年出版。

引言　來路不明的肺炎
Introduction: A "Pneumonia of Unknown Origin"

人類若是想繼續在地球上稱霸，病毒將是最大的威脅。

——約書亞．雷得伯格（Joshua Lederberg），一九五八年諾貝爾生醫獎得主。

二〇一九年最後一天，貝里斯

二〇二〇年的前一刻，我在中美洲與《教父》三部曲的導演法蘭西斯．柯波拉（Francis Ford Coppola）一起品嘗著紅酒，欣賞著美麗的海岸，猶如置身天堂。我們是去那裡參加一場氣候變遷方面的慈善活動，白天一起遊覽了當地的珊瑚礁，度過美好的一天，我還記得當時感覺既寧靜又愜意。我清楚記得柯波拉提起中國偵測到一個潛在病毒。那天稍早，我們都在報紙上看到「武漢市中心爆發呼吸疾病疫情」的報導。〔1〕有人已經開始拿它和二〇〇二年至二〇〇三年間發生的SARS（嚴重急性呼吸道症候群）比較。當地的衛生部門曾發布一則令人憂心的流行病警告，指出有二十七個人感染了病毒性肺炎，其中七人為重症。還有五十九名出現發燒和乾咳的疑似案例被送往指定醫院。雖然中國政府給的訊息含糊不清，但是科學家等提出了更嚴重且更詳細的警訊。香港科學家閆麗夢博士表示，中國疾病預防控制中心一名握有第一手資訊的科學家非常憂心，並且很肯定的告訴她，這個疾病已經進入人傳人的階段。我們不知道該相信什麼。

我清楚記得和這名《教父》傳奇導演談話的情景。他手握的酒杯裡紅酒香郁、不遠處傳來人們在沙灘上嬉戲的聲音，還有玩水的孩子們咯咯的笑聲。閉上眼睛，我彷彿還呼吸得到那夾雜著海水鹹味的熱帶氣息。總之，我們恣意快活、悠然自得，絲毫沒料到即將迎來劇變。我們怎麼也想不到，幾個月後全球會有數百萬人染疫，導致我們的健康醫療系統招架不住；也不會預料到，這個傳染力驚人的病毒，會讓許多人在與家人隔離的情況下孤獨離世。當時我就連在睡覺時，腦海也總浮現臥床病人與穿著防護衣的護理師勇敢對著手機鏡頭，做最後道別的畫面。我更沒想到一年多後，我還在反覆經歷這樣的惡夢。

邊境封鎖。學校關閉。學生全回到了家裡。這一年，我跟太太和三個女兒相處的時間，比起過去十年加起來還多。父母們為了這突如其來的狀況傷透腦筋，他們一邊監督孩子上遠距課程，一邊還要顧好自己的飯碗——如果他們夠幸運，飯碗還在的話。職業運動和藝術活動被迫停止，體育館、電影院、博物館、劇場和音樂廳變得空蕩蕩。有的商家暫時歇業，有的則永久停業，全球經濟岌岌可危。大型集會成了遙遠的記憶。肥皂、濕紙巾、消毒水被搶購一空，令人納悶的是，連衛生紙都賣到缺貨。

個人防護用具成了奇珍異寶，逼得一些醫院負責人只能不顧價格，自掏腰包盡可能的蒐購。〔2〕有人忙著立遺囑、有人忙著縫製口罩，有些人領出儲蓄帳戶裡的錢，還有些人則開始動用退休帳戶。

很快的，爺爺、奶奶們成了社會裡最孤單的一群。

隨著疫情揭開了根深蒂固的種族不公，和平抗議與尚未受指控的內亂在街頭上

1 See "China Investigates Respiratory Illness Outbreak Sickening 27," AP News, December 31, 2019, https://apnews.com/article/wuhan-health-internati86ec. Several timelines of the pandemic's development have been published online. You can access these just by searching for "COVID timeline."

2 See Michael C. Bender and Rebecca Ballhaus, "A Landmark White House Move Left States to Secure Medical Equipment Themselves, Causing Problems that Still Haven't Abated," *Wall Street Journal*, August 31, 2020, https://www.wsj.com/articles/how-trump-sowed-covid-supply-chaos-try-getting-it-yourselves-11598893051.

演。隨著政治分歧逐漸擴大，過去從來沒想過購買槍枝的人開始動搖。危言聳聽的陰謀論散播得跟病毒一樣快，挑戰著科學的真實性與科學家的誠信。有些科學家甚至收到了死亡威脅，得聘人全天候保護。

所幸，黑暗之中也出現了令人振奮的光芒。在尋找治療方法的過程中，學術界中的藩籬開始倒下。為了研發疫苗，原本互相競爭的藥廠轉而攜手合作。長期以來處於邊緣的公共衛生專家被火速推上前線，成了當紅炸子雞。每一天都有醫護人員撇下自己的家人，冒著生命危險陪伴著性命垂危的患者。至今一想到他們的犧牲，我依然會起雞皮疙瘩。

新年前夕，在我和柯波拉享受著歡愉而寧靜的夜晚時，絲毫不知道在世界的另一頭，一場大流行病正蓄勢待發。我們甚至開玩笑的說可以把它改編一下，拍個新版的《現代啟示錄》（*Apocalypse Now*），但我們心裡都不相信真的會發生這樣的事。

「這種事剛發生時，沒有人說得準，」我記得當初很淡定的這麼對柯波拉說。

我們還聊起另一部可說預言了這一年的電影。二〇一一年，我在賣座的驚悚片《全境擴散》（*Contagion*）中扮演一個小角色（電影裡，葛妮絲．派特洛〔Gwyneth Paltrow〕從香港帶回了一種新病原體，在明尼蘇達州家中的廚房裡發生嚴重癲癎，最後病死於醫院。）最近我回去看了自己和片中疾病管制中心主任艾利斯．齊佛（由勞倫斯．費許朋〔Laurence Fishburne〕扮演）交談的場景，被製片人的預言能力嚇壞了。

我：網路上有消息說，在印度等地方發現利巴韋林（Ribavirin）對這個病毒有效。但是國土安全部卻告訴疾病管制中心，在確定藥物的庫存量足夠前，不要發布任何公告。

艾利斯．齊佛醫生：好的，古普塔醫生，我們正持續評估幾種藥物，利巴韋林是其中一種。但是我們認為，目前最好的防禦對策還是保持社交距離、不要跟人握手，生病的話待在家裡、勤洗手。

聽起來很熟悉？利巴韋林雖是虛構的藥物，但疫情初期時關於奎寧的種種說法、以及這些訊息所引發的政治紛擾，和這部電影的劇情如出一轍。如今我們在日常生活中，也動輒提及齊佛醫生說的社交距離、別跟人握手、待在家裡和勤洗手等等。這名編劇看似得到了神諭，但事實是——歸根究柢，這些事情都是科學。齊佛醫生甚至提到很難知道確切的死亡人數，以及「五十個州有五十個衛生部門，每個部門的作法都不同」等問題。拍攝這部科幻片的前一晚，我跟編劇史考特・伯恩斯（Scott Z. Burns）和導演史蒂芬・索德伯（Steven Soderbergh）共進晚餐，他們提到這部電影依據的是世界各地現有的公共衛生模式。

我們無疑擁有許多預警，就連好萊塢電影都在告知我們未來的發展。《全境擴散》正確預估了一個新興的病毒隨時能超越心臟病、癌症和中風，成為美國的頭號死因。它可以讓美國人的預期壽命減少一整年，同時也暴露出我們在醫療保健系統中驚人的差別待遇——拉丁裔美國人的壽命減少了兩年，非裔美國人則減少了將近三年。〔3〕

很難想像這個只有遺傳物質，沒大腦、沒鼻子、沒眼睛、沒手沒腳、沒翅膀，沒心臟，也沒有情緒的小東西，殺傷力竟比大規模軍事衝突更嚴重。SARS-CoV-2新型冠狀病毒像外星人入侵般向地球宣戰，引爆了我們稱為COVID-19的大流行。

大多數戰爭都始於某種形式的宣戰，但這場疫情大戰的起頭卻混沌不明，而且很可能在接下來數十年都還有爭議。這個很可能源自蝙蝠的特殊傳染病，毒性、傳染力與傳播速度都前所未見，但我們卻不知道它是在什麼時間、用什麼方式開始在人類當中傳播的。我們只知道，中國和其鄰近國家都在一月五日公開表示，對這個「來路不明的肺炎」感到憂心，並將健康威脅警報提升到第三級（危險）。〔4〕最後，我們發現這個疾病是冠狀病毒造成的，這類病毒能引起多種呼吸道、消化道和神經系統疾病。

我得知在同一天還有另一個淹沒在醫療文獻中的故事。一名六十一歲的武漢婦人出現了發燒、畏寒、喉嚨痛和頭痛等症狀；她去了當地某個醫療單位就診，拿了些對病灶很可能沒有實質幫助的藥物。〔5〕即便這樣，她還是在一月八日和五名家人搭乘直飛航班，從武漢飛去泰國曼谷慶祝農曆新年。就我的經驗，曼谷的素萬那普（Suvarnabhumi）機場擁有全世界最能揪出罹病入境旅客的監控系統。果然，該機場監控系統立刻發現了這名發燒的婦人，將她送到醫院。就是在這個時候，她被發現感染了新型冠狀病毒。一開始，大家認為她是在不知情的狀況下，最早將病毒帶出中國的人之一，但是更新的報告指出，早在幾個星期前，在美國就有人感染了。也就是說，

3 See Elizabeth Arias, Betzaida Tejada-Vera, and Farida Ahmad, "Provisional Life Expectancy Estimatesfor January through June, 2020," *Vital Statistics Rapid Release*, Report no. 10, February 2021, https://www.cdc.gov/nchs/data/vsrr/VSRR10-508.pdf.

4 See Xixing Li, Weina Cui, and Fuzhen Zhang, "Who Was the First Doctor to Report the COVID-19 Outbreak in Wuhan, China?" *Journal of Nuclear Medicine* 61, no. 6 (June 2020): 782–783, doi: 10.2967/jnumed.120.247262. Epub 2020 Apr 17.

5 See "Novel Coronavirus—Thailand (ex-China)," Disease Outbreak News, January 14, 2020, World Health Organization, https://www.who.int/csr/don/14-january-2020-novel-coronavirus-thailand-ex-china/en/.

在大家得知這個致死疾病在武漢爆發前，就有美國人感染這個新型冠狀病毒了。〔6〕

我想在這裡稍做停頓，請大家思考一下以下狀況：假設我也出現類似症狀，並在同一天搭飛機前往美國某大機場，我想根本不會有人注意到我，更別說量我的體溫或問我問題。這一點跟亞洲的許多國家很不一樣，因為對於因應異樣（有可能造成大流行病）的新病毒，他們的經驗比我們豐富多了。將近二十年前爆發的SARS疫情，在很多方面都是個可怕的預告——也促使他們開始嚴格執行公共衛生措施。

耐人尋味的是，前述那名六十一歲的婦人在生病前，確實經常光顧武漢當地的市場，但她沒有去過一般認為是疫情起點的華南海鮮市場。這個病例使得兩國的關係陷入緊張，因為中國被迫向世界承認是他們那邊出了問題。曼谷當局將這名患者隔離，取其病毒樣本做了基因序列鑑定後聯絡北京，施壓要中國承認他們的祕密，或其他事情。中國起初拒絕了，反而要泰國交出這名中國公民，以及在泰國做出的基因序列。一名流行病學家（姑隱其名）告訴我，他們雙方之間的對話是這樣的：

泰國：你們得向世界公開你們那邊出了狀況，否則我們會公布基因序列。

北京：她是我們的人，把她和基因序列還給我們。

泰國：去你○的。

二月二日，美國開始嚴格管制中國來的旅客，但在這之前，已經有數十萬人從中國來到美國，還有數百萬人去了世界各地。我們就這樣眼睜睜看著中國在一月底開始，禁止其公民在國內旅遊，以減少冠狀病毒在中國境內擴散，卻放任其國人出國，對遏阻病毒在世界各地傳播毫無作為。

一月二十八日，在最高機密的情報簡報上，國家安全顧問勞勃・奧布萊恩（Robert O'Brien）向川普總統提出逆耳忠言，警告他這將會是他在其總統任期遇到「最大的國安威脅」〔7〕，甚至提到情況有可能跟一九一八年的西班牙流感一樣嚴重——當時那波大流行中全球估計有五億人感染，多達五千萬到一億人死亡，其中包含六十七萬五千名美國人。這也是第一次有人向我國政府提出一個關鍵細節：有可能已經出現無症狀

6 See Keri N. Althoff et al., "Antibodies to SARS-CoV-2 in All of Us Research Program Participants, January 2–March 18, 2020," *Clinical Infectious Diseases* (June 2021): ciab519, doi: 10.1093/cid/ciab519.

7 See Jamie Gangel, Jeremy Herb, and Elizabeth Stuart, "'Play It Down': Trump Admits to Concealing the True Threat of Coronavirus in New Woodward Book," CNN, September 9, 2020, https://www.cnn.com/2020/09/09/politics/bob-woodward-rage-book-trump-coronavirus/index.html. Also see Bob Woodward, *Rage* (New York: Simon & Schuster, 2020).

傳染，意即許多散播病毒的人本身並沒有任何症狀，因此也不知道自己感染了。

儘管如此，我們的國家還是決定採取應付流感的模式，認為只有出現症狀的人才算生病。事後證明，這是我們在這場大流行病中所犯的一大錯誤，代價相當慘重。換句話說，我們雖然對疫情採取了行動，但作法卻是錯的。在我們報導有數十人確診時，事實上很可能有上萬個沒有症狀的人如常生活，在自己不知情的狀況下到處散播病毒。

當時新聞大多著重報導川普彈劾案，以及科比・布萊恩（Kobe Bean Bryant）因直升機在洛杉磯郊外墜毀而身亡的消息。一直到一月三十日，美國確定出現第一樁人傳人案例後，白宮才採取更果決的作法，對全中國發布四級旅遊警告，並在隔天宣布此次疫情為「公共衛生緊急事件」。〔8〕四級旅遊警告是最高的建議級別，表示有嚴重危及生命的風險，發布此級警告的意思非常清楚：「請勿前往」以確保安全，如果已經在境內則宜儘速離境。然而就算到了這個時候，公共衛生專家對於限制航空旅遊有多大效果，仍舊意見分歧。他們的整個職業生涯都在為這一刻做準備，但極少人真正經歷過這樣的事。感覺他們就像受過良好訓練的警員，但第一次拔槍時卻猶豫不決。

隨著愈來愈多訊息湧現，社會大眾愈來愈焦慮了。態度一向溫和的專家有別以往的用起了強烈字眼。一月二十四日，哈佛大學流行病學家丁亮（Eric Feigl- Ding）在推特上首度發布關於這個病毒的訊息：「我的天啊——這個新型冠狀病毒的基本傳染數是三・八！！！〔9〕這有多糟呢？像核彈級的大流行病那麼糟……」〔10〕

就像使用芮氏震級來表示地震規模，基本傳染數是表示病毒擴散速率的數值；它只是個平均值，可以受到地方政策、人口密度，甚至天氣等各種因素影響。所以，全球各地的新冠病毒基本傳染數不一，而且會隨時間改變。目前我們所知道基本傳染數最高的疾病是麻疹，介於十二到十八之間；季節性流感的基本傳染數則在〇・九到二・一之間。就像公衛專家丁亮博士發推文所說的，數據顯示新冠病毒的基本傳染數大概介於一・四到三・九。如果傳染數值在一以下，由於每個感染的人僅會傳染給不到一個人，這個傳染病很快就會消聲匿跡。雖然有些人不認同丁亮的說法，但還是有

8 See "Secretary Azar Declares Public Health Emergency for United States for 2019 Novel Coronavirus," HHS Press Office, January 31, 2020, https://www.hhs.gov/about/news/2020/01/31/secretary-azar-de clares-public-health-emergency-us-2019-novel-coronavirus.html.

9 編按：「基本傳染數」又稱為「基本再生數」，即一般簡稱的「R 0 值」。

10 See Jane C. Hu, "Covid's Cassandra: The Swift, Complicated Rise of Eric Feigl-Ding," *Undark*, November 25, 2020, https://undark.org/2020/11/25/complicated-rise-of-eric-feigl-ding/.

人支持他和幾名新冠病毒預言家——他們揭發了真相，卻沒有人相信。

身為國際新聞網的醫療記者，我知道自己要暫時告別周遊列國的日子了。我被迫退到家中狹窄的地下室，不眠不休的報導關於這個新型冠狀病毒的各種新消息，像是它的傳染途徑、進入細胞的分子機制，以及進入人體後帶來的破壞。疫情發展了幾個月後，我們很清楚它會造成神經功能障礙，輕則暫時失去味覺和嗅覺，嚴重的話可以引起中風、失智或精神疾病。我做為神經外科醫生和醫療記者的兩個世界有了交集。

一項大型研究的統計指出，三分之一的COVID-19確診患者在六個月內會出現精神性或神經性疾病。〔11〕經過了一年多，這個新型冠狀病毒仍不斷帶給我們驚奇。我們還是不懂，為什麼有些人感染後幾乎沒有症狀，有些人卻住進了加護病房。我們不確定身體清除這些病毒的成效，以及它對感染者（包括孩童）有什麼後續影響。在這場大流行病正式宣告結束後，我們很可能還得繼續處理數百萬名「長期患者」（long-hauler）的新冠病毒相關症狀。

這一年多來，我每天醒來就只能強自振作，向全球觀眾報導令人沮喪的消息。我多麼希望報導的是不可思議的科學進展，或是教人如何過得幸福又長壽的故事。然而，我能告訴大家的只有不斷飆升的感染、住院和死亡人數。醫學院的訓練確實教導過我們，該如何向病人和他們的親屬傳達壞消息，但即使我從事這行已經數十年，這件事一點也沒有變得比較容易。不管在醫界或媒體，我都恪遵幾個原則：說話的同時別忘了傾聽，說的時候確定對方聽得懂。帶著同理心和謙卑，清楚的講、慢慢的講。時刻牢記自己的話會徹底改變患者的生活。除了清楚告訴患者我可以肯定的事，解釋我不確定的事也一樣重要。談事情時要妥善兼顧「事實」和「希望」。首先，講的都必須是「事實」，完整而透明的事實。但是「希望」也有它深遠的影響。「希望」不是一種策略，但它確實能給人極強的動力。最後，不管是和患者一對一交談，還是試圖教育惶恐不安的全球觀眾，我都會用作家馬雅·安傑洛（Maya Angelou）的這段話提醒自己：「人們會忘記你說了什麼、做了什麼，但永遠不會忘記你帶給他們的感受。」〔12〕

不管這個新型冠狀病毒是從哪裡來、在何時出現（這些稍後會討論），有件事沒有人會否認：人類遭遇了二十一世紀首次全球流行病浩劫。雖然我們具備二十一世紀

11 See Maxime Taquet et al., "6-month Neurological and Psychiatric Outcomes in 236, 379 Survivors of COVID-19: A Retrospective Cohort StudyUsingElectronicHealthRecords," *Lancet Psychiatry* 8, no.5(May 2021): 416–427, doi: 10.1016/S2215-0366(21)00084-5.Epub 2021 Apr 6.

的醫學、高明的電腦模型和流行病預防規畫，但顯然還不足以應付。

二〇一八年末，我寫了一篇專欄文章警告大家大流行病就要來了，並呼籲為將來無法避免的事成立新的疫苗平台。[13]我提到這個大流行病造成的衝擊會大過世上發生的其他事件。當時我認為，它會是某種我們從未見過、來自鳥類或豬的流感病毒。我向來對流感很憂心，而且我不是唯一有這種擔憂的人。我曾經報導H1N1（豬流感）和H5N1（禽流感）較早期的病毒株，還製作過講述流感大流行的紀錄片。冠狀病毒也是候選者，畢竟過去發生的SARS和中東呼吸症候群（Middle East respiratory syndrome，簡稱MERS）都是冠狀病毒引起的。但是我們認為這些病毒的致死力太強，不致於發展成全球性的流行病，背後的道理很駭人：當某種病原體的致死率特別高，受感染的患者死亡的速度會快過病菌傳播的速度。當時我想都不會想到，會出現SARS-CoV-2這樣詭詐多端、歹毒且高致死率的冠狀病毒，不過在此重申，這不表示我們不能做更好的準備。（為了方便，我接下來會以「新冠病毒」來稱呼SARS-CoV-2，並以「新冠肺炎」稱呼它在人類身上引發的傳染病。）

二〇一九年十月，就在這場全球大流行病變成殘酷事實的幾個月前，約翰霍普金斯健康安全中心（Johns Hopkins Center for Health Security）和經濟學人智庫（Economist

Intelligence Unit）發布了全球健康安全指數（Global Health Security Index）。〔14〕雖然該報告指出「沒有任何國家能對流行病或大流行病做萬全的準備」，但是在他們評估的一百九十五個國家裡，美國得到第一名（滿分一百分拿了八十三．五分），第二名是英國（拿到七十七．九分）。很顯然，我們並沒有拿出應有的表現，值得注意的是，一些名次吊車尾的國家反而展現了實力，例如僅僅拿下五十四分的紐西蘭，在最初九個月只有幾千名案例，死亡人數也很少。同一時期，美國有超過六百五十萬個案例，死亡人數將近二十萬。美國人口占全世界的四％，但是到了二〇二〇年盛夏，受新冠病毒感染的人數，卻占了全世界感染人數的二十五％。

12 Maya Angelou was linked to this saying in 2003, but reports have since emerged to show that the line could have originated from a 1971 collection called *Richard Evans' Quote Book* and been ascribed to Carl W. Buehner, a high-level official in the Mormon church who said, "They may forget what you said—but they will never forget how you made them feel."

13 See Sanjay Gupta, "The Big One Is Coming, and It's Going to Be a Flu Pandemic," CNN, November 7, 2018, https://www.cnn.com/2017/04/07/health/flu-pandemic-sanjay-gupta/index.html.

14 See Johns Hopkins University Bloomberg School of Public Health, "Global Health Security Index Finds Gaps in Preparedness for Epidemics and Pandemics: Even High-income Countries Are Found Lacking and Score Only in the Average Range of Preparedness," *ScienceDaily*, http://www.sciencedaily.com/releases/2019/10/191024115022.htm (accessed June 2, 2021).

二〇二〇年十二月，科學家拿新冠肺炎的數據跟發生在美國的其他悲劇死亡率相比，發現當時的死亡率和二〇〇一年的九一一事件相當──每兩天有將近三千人死亡。〔15〕就像每天有十架載了一百五十人的空中巴士從空中墜落一樣。

這個發展趨勢令人震驚且不安。在這場大流行病中，富裕國家的情況往往更糟，一些貧窮國家反而受創較輕。疫情的第一年尤其如此。稍後我們也會談到有些國家一整年都控制得很好，但只不過稍微鬆懈，就引發了新一波感染和死亡。這當中的差異，不管是好是壞，除了病毒本身的因素之外，也跟人們的行為有關。

就像跟我一同找尋真相的友人孟天行（Jamie Metzl）說的，「我們是彼此息息相關的物種，唯有合作才能度過這場危機。」我非常同意他的話。沒有什麼比一場大流行病更能體現我們是互相依存且利害與共的。我們會犯錯，這是壞消息，但好消息是我們可以從中學習。不管你怎麼看待這件事、責怪什麼人、受到什麼挫折或把票投給了誰，都請你心態開放的閱讀這本書。如果說我在過去這一年學到了什麼，那就是謙卑。我向來扮演「解決問題的高手」，不管擔任外科醫生還是戰地記者，快速找出問題並解決掉是我的強項。但有時我該做的只有認真收集資訊、整理訊息，然後允許自己感到驚訝。有些時候，唯有專注聆聽，我們才會明白應該採取什麼行動。我太太曾經告訴我，女兒們遇到問題不太來找我，因為她們不見得想要我提供解決辦法，只是想要我聽她們訴說就好。

寫這類書的一大挑戰，是決定在哪裡結束。從許多方面來看，我們都才剛開始見識這個病毒的威力而已。疫苗和治療方法能否有效降低新冠病毒的破壞力、讓我們回到渴望已久的正常生活，還是未知數。我很擔心第三世界和低收入地區，有錢的國家會先買到疫苗，所以這些地方的人很可能是最後打到疫苗的。受新冠病毒衝擊最大的，不見得是那些直接遭受感染的人，而是被崩壞的經濟、醫療和教育系統擊垮的人。非洲、亞洲、南美和印度的偏遠地區看似離我們很遙遠，但它們都是全球衛生安全的一環。你會一再聽到這句話：世界上某個角落爆發疫情，任何地方都可能受到波及。

有一件事倒是可以確定：這個病毒不會離開了，我們只能試著和它相處。疫苗有幫助，但沒辦法帶來童話故事般的結局。這件事不是說結束就能結束的。我們身邊還存在其他有潛力引起大流行病的病毒，所以我們的預測、預備和應變能力都必須提升。科學家已經針對幾個他們認為可能出現新病毒、引發新疾病的熱點進行監控。就

15 See Steven H. Woolf, Derek A. Chapman, and Jong Hyung Lee, "COVID-19 as the Leading Cause of Death in the United States," *JAMA* 325, no. 2 (December 2020): 123–124, doi: 10.1001/jama.2020.24865.

在我完成這本書之際，俄羅斯公布了禽流感病毒株H5N8可以從禽類傳播到人類的案例。[16]七名養雞場的工人遭受感染後康復了，令人慶幸的，這個病毒的突變速度沒有快到足以發展出人傳人的能力。萬一有的話呢？這件事過後沒多久，中國國家衛生委員會公布了全球第一個人類感染H10N3禽流感的案例[17]，這名四十一歲的男子後來也康復了，而且也幸好沒有將病毒傳染給其他人。大部分的人都不知道，我們其實已經遇過好幾次非常驚險的狀況。任何時候的大流行病發生機率都一樣。它們是隨機、沒有模式可循的。對於這種誤以為隨機事件有跡可循的觀念，研究風險認知的專家稱之為「賭徒謬論」，這個術語源自「許多玩俄羅斯轉盤的人經常認為，接下來應該要輪到某個數字了，因為這個數字一整晚都還沒出現過」。[18]下一場大流行病發生的機率，並不會因為我們剛經歷新冠病毒疫情而減少或增加。就像美國前職棒球員尤吉・貝拉（Yogi Berra）說的：「預測很不容易，尤其是預測未來。」

「如何駕馭風險」很可能是我們從中學到的一大教訓。在這場大流行病中，我發現大家在面對同等程度的風險時，反應可以截然不同。例如，假設新冠肺炎的整體死亡率大約是〇・五%（正確數值還不確定），有些人聽到這個數字後會很擔心。畢竟那代表兩百個人中就有一人死亡。這些人會採取嚴謹的保護措施，非常小心行事。但有些人看到的是另外的九十九・五%；他們會對這個風險視而不見，繼續開心的過日子。同樣的數據，完全不同的行為。然而不管是過於莽撞還是過度謹慎，都是危險的，對此我會在第六章進一步解釋。

我們之所以這麼不擅長評估生活中的風險（特別是面對不確定性或焦慮時），是有原因的。當冒險做出的決定違反社會規範和個人經驗時，更令我們不知所措。但我們如果想要贏得下一場疫情大戰，就必須趁現在取得正確的工具，好在將來能夠正確的判斷風險。

前白宮冠狀病毒疫情工作小組協調員黛博拉・柏克斯（Deborah Birx）每天早上三點就會起床計算風險，為川普行政團隊的反應做數據評估。還沒有刷牙，她的大腦就已經將病毒傳播數據和疫情減緩策略快速跑過一遍。柏克斯以預測能力著稱，擁有比

16 See "Bird Flu: Russia Detects First Case of H5N8 Bird Flu in Humans," BBC News, February 20, 2021, https://www.bbc.com/news/world-europe-56140270.
17 See Vivian Wang, "AManinChinaIsFoundtoHaveH10N3BirdFlu, a Reminder of a Continued 'Concern for Pandemic Flu'," *New York Times*, June 2, 2021, https://www.nytimes.com/2021/06/02/world/asia/h10n3-bird-flu.html.
18 See Peter M. Sandman, "A Severe Pandemic Is Not Overdue—It's Not When But If," Center for Infectious Disease Research and Policy, News & Perspective, February 22, 2007,

其他人更早看到事情的本領。除了預測疫情高峰和新的爆發，這份工作還有些更細瑣的事。柏克斯告訴我，擔任這個職位時，她的任務之一曾經是趕緊讓所有前總統和第一夫人接種疫苗。她知道他們再過不久就會獲邀參加一個重要聚會：拜登總統的就職典禮。如果沒有接種疫苗，他們大概就沒辦法出席了。柏克斯告訴我，她是唯一想到這件事的人。關於這些政要接種疫苗的一些細節，她從來沒告訴其他人。

事情始於她所說的「柏克斯預感」——想像一下，很快就有一群大人物要從美國各地前來華盛頓，想想布希、柯林頓這些人有多喜歡交際應酬。「這是身患多種疾病的柯林頓，」拜登總統就職後，柏克斯在接受我訪問時提醒道。由於她必須在典禮舉行的二十一天前，讓這些人至少打了第一劑疫苗，她緊張了好幾個星期。她也考慮到了前總統夫人們，她們「一直」讓她很擔心。她非常清楚她們扮演什麼角色：「我們不能沒有良善的代表，她們算是行銷人員——是治癒的關鍵。」柏克斯已經預見大家將會對接種疫苗猶豫不決，必須找有意願且值得大家信賴的人擔任大使，例如這些總統夫人（和未來的總統先生）。

她認為，這場就職典禮有可能成為一場超級傳播事件，因為病毒無所不在。她想像那些看不見的敵人躲在這些來賓的房間裡，伺機尋找新宿主，但我們卻沒有為這些貴賓施打疫苗的計畫，也沒有為三萬名保護政要安全、從美國各地進駐華盛頓的國民警衛隊進行篩檢的計畫。我以為這些大人物已經安排好接種疫苗，而且應該可以很順利執行，特別是當時已經有兩種疫苗獲得緊急授權。就連我都已經接種疫苗了。沒想到事情沒那麼容易。隨著日子一天天過去，柏克斯打了電話給所有她認識的人求救。聯絡上川普總統的女婿傑瑞德．庫許納（Jared Kushner）時，她表示這已是她的F計畫了。庫許納讓柏克斯聯絡一位認識所有醫院執行長的人。最後，柏克斯循線透過紐約大學醫院，在四十八小時內找到了疫苗。但這整件事讓柏克斯體認到，沒有人可以躲過新冠病毒，即使是最明顯、最能預期的挑戰，大家也毫無準備。

我在報導這場大流行病時，剛好擔任醫療記者滿二十年。我從二〇〇一年開始在CNN工作，上任不到幾個星期便在紐約報導了九一一恐怖攻擊事件。那年秋天，我發表了幾篇關於炭疽病毒攻擊的報導，接下來幾年還去了伊拉克、科威特和阿富汗。我想要傳講那些極具挑戰的情況下，人性光輝猶在的故事。有時候我也直接進到報導內容，在當中發揮自己的其他技能，像是在沙漠中、在航行於大海的船上，或在世界各地的天然災害現場執行腦部手術。

在報導美國飽受卡崔納颶風摧殘的幾年前，我在斯里蘭卡報導了一場海嘯的災後狀況，這場災難在東南亞奪走超過十五萬五千條人命。我也報導過海地地震和日本海嘯。二〇一四年，我成了第一位前去幾內亞科納克里（Conakry）的西方記者，在那裡調查即將波及美國的伊波拉疫情。可以說過去這二十年我一直在衝鋒陷陣，然而從沒有哪一次像這次一樣，跑這麼快、這麼久。

整個二〇二〇年到二〇二一年，我日復一日過著同樣的日子，天亮前起床，趁準備早餐（跟把家人叫醒）前先去慢跑，接著便鑽進地下室的臨時工作室。我對時間的感受失去了意義——一個月感覺像十年那麼久，社會用來劃分時間的典型界線全消失了。我的生活跟這場疫情間完全沒有區隔。我不停想著新冠疫情，如果不是在思考跟它有關的事，就是在閱讀跟它相關的事，在沒思考也沒閱讀關於它的事情時，則會夢到它。我太太告訴我，我曾經說夢話講著病毒複製的事。（她說這如果不是我的工作，她會幫我打一針鎮定劑，讓我睡上一個星期。）除了病毒，我最常想到的是我的女兒，不知道這場全球災難會對她們造成什麼樣的長期影響。

我發現，雖然在她們出生後，我們的國家經歷了兩場戰爭、遇上了經濟蕭條，還不斷受到氣候變遷的訊息轟炸，但這場疫情對她們的影響最為直接。她們感受到沉重的負擔和責任，她們餘生做的選擇都將受它影響。每當我向自己的爺爺和奶奶問起他們童年的事，他們經常會談起一九一八年的流感大流行，我目睹了那場經歷對他們的行為帶來什麼影響。這次也是如此。究竟我們的孩子會被這些事情擊垮，還是培養出更強的韌性，有一部分取決於我們所有人接下來的作為。

我們正處於一場戰役中，但就像任何戰爭，它也意味著無窮的機會。我們可以藉此發現社會中那些坑坑疤疤，也終於有個迫切的理由讓我們面對自身的失敗，並在修補好這些破洞後繼續前行。World War C將改變我們的管理、領導、互動、旅遊、購物、教育、做禮拜和工作模式，影響我們如何思考、社交、參與世界、教養子女和彼此關照。從農業到動物保育，從都市設計到資訊科技，沒有任何行業跟這場改革脫得了干係。

最終的好消息是：這場大流行病帶給我們的收穫，無疑將改變所有人的生活。我們寄望將來不論個人、國家，還是整個世界，都具備更好的應變能力。醫學創新的腳步得以持續加速，好為徹底改革疾病治療鋪路，包括癌症、心臟病和阿茲海默症等每年奪走數百萬條人命的疾病。或許更重要的是：這場疫情提醒了我們，我們彼此間確實息息相關，不論發生什麼事，大家都生死與共。

地球歷史發展至今，許多傳染病專家都認為我們即將進入大流行病時代。過去，專家們認為大流行病一個世紀大約只會發生一次，但是現在他們相信，我們大部分的人在有生之年，都還會再次經歷這樣的事。倘若真是如此，那麼新冠肺炎可以說是一場終極彩排。不可否認，這場疫情殘忍無比，但是從中獲得的經驗讓我們具備在下一場疫情來臨時，存活下來、甚至活得更好的能力。我們有責任接受這些教訓，將World War C發生的事謹記在心。

PART 1

人類，我們有麻煩了

Humanity, We Have a Problem

1 驗屍 Postmortem

每當想起在這場大流行病中逝去的數十萬條性命，便讓我灰心喪志、難以呼吸。每三個美國人就有一個，認識某個死於這個病毒的人。〔1〕我們不知道有多少孩子因此失去父母、爺爺、奶奶，成了孤兒，也不知道無依無靠的他們如何哀悼親人。我發現這場悲劇缺乏一個集中療傷的地方。病毒把我們隔開了。大家只能關起門來——葬儀社的門、安養院的門、醫院的門、家裡的門，各自經歷失去親人的痛。〔2〕這個空氣中的隱形敵人讓我們必須放下心裡的傷痛。我們甚至沒辦法像在九一一恐怖攻擊事件、卡崔納颶風，或是山迪胡克小學（Sandy Hook Elementary School）校園槍擊事件等國家災

1 See "What It's Like to Lose Someone to Covid-19," *New York Times*, March 5, 2021, https://www.nytimes.com/interactive/2021/03/05/us/covid-deaths.html.

2 See Dr. Sanjay Gupta, "The Pandemic Has Become a Humanitarian Disaster in the United States," CNN, November 13, 2020, https://www.cnn.com/2020/11/13/health/coronavirus-humanitarian-disaster-gupta/index.html.

難發生後那樣，彼此分擔痛苦。這是一種人們不常注意到的傷痛，稱為「被剝奪的悲傷」(disenfranchised grief)。失去與朋友、孫兒、家中長輩相處的時間，錯過生命中的各種里程碑，我們每個人都有要哀悼的事。

因為沒見到其他人的傷痛，它有可能顯得遙遠而抽象。心理學家表示，悲劇發生時我們會同情那些受苦的人，內心產生波動，想要幫助這些人。但如果我們聽到的只是不斷攀升的死亡人數，缺少療傷的中心，便會經歷加拿大英屬哥倫比亞大學社會心理學教授阿齊姆．薩里夫（Azim Shariff）所說的「同情消退」(compassion fade）或「同情疲乏」(empathy fatigue）。[3]不光是我們的憐憫被擊散，整體的同情心也被削弱了。正如薩里夫向我解釋的：「龐大的數字不利於同情；對距離遙遠的人也不易產生同情。」

• • •

然而，這些逝去的人留下了值得我們學習的經驗。

奧莉薇亞知道，有個非善類的東西侵入了她的身體。先是喉嚨後覺得癢癢的，接著一陣疲倦席捲而來，讓她早早就上床休息。當時她二十二歲，是護理系的學生，精力充沛的她還兼差當服務生。二〇二〇年初，由於太多事要忙，她度過了壓力很大的一段時間。二月的第一個星期，儘管媒體大肆報導在中國爆發的神祕疫情，並指出疫情有可能在美國蔓延開來，但她從沒想過自己會感染這個足以致死的病毒。她最近沒有旅遊，而白宮發布的消息也讓她對這場即將到來的大流行病頗為放心。「美國大眾的整體風險仍然很低，」國土安全部的官方聲明表示。〔4〕

更晚的時候，她因為乾咳和喉嚨劇烈疼痛而醒來，並伴隨著發燒、嚴重頭痛和蓋了被子也壓不住的寒意與一絲噁心。她心想自己可能患了重感冒或流感。她身強體壯、年紀輕輕，小時候甚至罹患過癌症，所以這沒什麼大不了。她喪失了味覺和嗅覺，但之前感冒或鼻竇感染時也曾經這樣。隔天奧莉薇亞沒去上課，也沒去上班，她認為只要好好休息、喝個雞湯、吃個感冒藥，便又可以活跳跳了。全年無休的遠距醫療專線上，和她短暫交談的護理師也同意「撐一下」應該就沒事了，並提醒她多補充水分。

奧莉薇亞的病情惡化得很快，沒多久她就分不清楚時間，甚至連呼吸和上廁所都

3 See Olga Khazan, "A Failure of Empathy Led to 200,000 Deaths. It Has Deep Roots," *Atlantic*, September 22, 2020, https://www.theatlantic.com/politics/archive/2020/09/covid-death-toll-us-empathy-elderly/616379/.

4 See "DHS Issues Supplemental Instructions for Inbound Flights with Individuals Who Have Been In China," News Archive from the Department of Homeland Security, February 2, 2020, https://www.dhs.gov/news/2020/02/02/dhs-issues-supplemental-instructions-inbound-flights-individuals-who-have-been-china.

有困難。生性獨立的她不想麻煩朋友，事後來看，這其實是件好事，因為她讓病毒沒有機會找到新宿主。最後，奧莉薇亞因為呼吸衰竭，在乾淨整齊的公寓裡獨自死去。住在外州的家人一直無法聯繫上她，對她的情況一無所知。沒有人知道她是不是死於新冠肺炎，但疫情已經悄然無聲的蔓延開來，就在我們還不知道大難臨頭前，不知道還有多少人像奧莉薇亞這樣，孤獨的離世。

四十一歲的派崔克體格健碩、熱愛運動，總是自帶光芒。他是一名政治組織者及社會企業家，擁有喬治城大學、哈佛大學和麻省理工學院的學位。[5]身為一名古巴流亡者的第五個孩子，他曾在歐巴馬的行政團隊服務，還是邁阿密市長法蘭西斯・蘇亞雷斯（Francis Suarez）的表弟。去世的兩天前，參議員伊莉莎白・華倫（Elizabeth Warren）在他居住的邁阿密市舉辦了競選活動，他還上台發言。在大家最後見到他的那天，佛羅里達州宣布第一起新冠肺炎確診案例。那天晚上，派崔克在他住的公寓主持了一場禱告會，並告訴門衛他的身體不舒服。

三月一日凌晨一點，他傳簡訊告訴兄弟姊妹他的身體不對勁——喘不過氣。醫護人員在三月三日超級星期二那天找到他。驗屍報告判定，他死於心臟擴大引起的「未經確診的高血壓性心臟病」。這讓他的家人非常困惑，因為派崔克從來沒有心臟方面的問題。七個月後，也就是十月時，他的家人從驗屍結果得知，他有包括肺泡出血在內的急性肺部損傷。而第一波新冠疫情來襲時，紐約的許多新冠肺炎死亡個案身上也有類似的發現。

三十五歲的雅莉納在二〇二〇年六月接受新冠病毒篩檢，結果呈陽性，但她沒想太多。她幾乎沒什麼感覺——只是有點疲倦、鼻塞和頭痛——但是在家隔離期間，她愈來愈不安。她的兩個孩子也確診了，但只是輕微發燒和嗜睡，幾天過後又變回生龍活虎的青少年。她的先生也確診了，還好並不需要住院，一個月後也完全恢復健康。就在全家人的篩檢都呈陰性，獲准恢復正常生活時，雅莉納以為這件事就這麼結束了，沒想到事情才剛要開始。

家人完全復健康的幾個星期後，雅莉納還是沒辦法從事日常工作。不明的下背疼痛、持續性的疲勞、失眠和前所未有的焦慮占據了她的生活。她過去很熱衷跑步，但現在呼吸急促、胸痛和心跳異常快速讓她完全無法運動。從早上下床的那一刻開始，就連最簡單的事情都耗去了她大量的體力和腦力。有時候連上樓梯、準備三餐或跟人

5 See Patricia Mazzei, "A Family's Search for Answers: Did Their Brother Die of Covid?" *New York Times*, March 7, 2021, https://www.nytimes.com/2021/03/07/us/florida-family-coronavirus-death.html.

交談都有困難。她的消化系統也在造反，她的飲食跟過去一樣很健康，沒什麼改變，現在卻經常腹痛或突然腹瀉。她之前從沒有偏頭痛，現在卻因為偏頭痛，好幾天什麼事都做不了。

「我的頭要爆炸了，我好害怕。」她在電話上告訴妹妹。她開車來到十字路口時，會不知道接下來要做什麼。除了令人衰弱的偏頭痛，頭腦不清楚也讓她再也無法勝任律師助理工作，並擔心起自己是不是有認知衰退和失智。一個原本健健康康的中年婦女，怎麼會突然出現嚴重的專注問題，甚至無法形成新的記憶呢？

她上網搜尋了一下，發現有幾千個被認為是「長期」或「長程」新冠肺炎（專業上稱為新冠肺炎急性期後綜合症〔post-acute COVID-19 syndrome〕，簡稱PACS）的患者抱怨有「腦霧」的症狀。她還發現這一連串詭異的事件——從沒有症狀到沒完沒了的症狀——比大家知道的更常見，醫生也不知道該如何解釋。然而最新的研究指出，有三分之一的新冠肺炎患者會發展成長期患者，而這當中有三分之一的人是從無症狀感染開始的。〔6〕

以下是醫生已知的：包括腦霧在內的持續性症狀，並不是新冠肺炎特有的。早在一八八九年，就有醫學文獻指出腦霧和流感有關。〔7〕最近一篇歷史評論指出，過去就有報導發現，在一八八九年和一八九二年的俄羅斯流感大流行期間，以及一九一八年的西班牙流感大流行期間，認知能力改變都是常見的症狀。〔8〕然而比起症狀，新冠肺炎最令人擔心的，是它們可能會一輩子跟著患者，沒有結束的一天。經過一整年了，雅莉納還在試著找回從前的自己。

• • •

在這本書中，你將會遇到更多新冠肺炎患者，他們用勇氣、耐心、樂觀和希望，

6 See Charles A. Downsetal, "COVID Symptoms, Symptom Clusters, and Predictors for Becoming a Long-Hauler: Looking for Clarity in the Haze ofthePandemic," preprint, *med Rxiv,* posted March5, 2021, doi:10.1101 /2021.03.03.21252086.

7 See Mark Honigsbaum and Lakshmi Krishnan, "Taking Pandemic Sequelae Seriously: From the Russian Influenza to COVID-19 Long-haulers," *Lancet* 396, no.10260(October2020):1389–1391, doi:10.1016 /S0140-6736(20)32134-6. Epub 2020 Oct 12.

8 出處同前註。一九一八年發生的流感大流行雖然常被稱為「西班牙流感」，實際上並非源自西班牙。由於西班牙在第一次世界大戰中維持中立，沒有加入戰局，因此它的媒體可以自由報導流感的新聞。所以那些因為戰爭導致媒體被封鎖的國家在讀了來自西班牙的深度報導，特別是在得知西班牙國王阿方索十三世（Alfonso XIII）也遭受感染後，便以為西班牙是這場大流行的發源地。但事實很可能不是這樣。科學家還不確定它是從哪裡開始的，英國、法國和中國都是候選國家，甚至可能源於美國。在美國，已知的第一個案例是一九一八年三月十一日在堪薩斯州的某個軍事基地發現的。

訴說悲傷的故事。他們也呈現了這個疾病的廣度，它對不同的人造成的影響可以截然不同。我曾經訪問一對住在一起、同時遭受感染的同卵雙胞胎，其中一個最後必須使用呼吸器，另一個卻很快便復原了。為什麼會這樣呢？我們之後還會看到，這個病毒可以讓一個患者在幾天內死亡，卻對另一個患者手下留情，特性令人捉摸不透，這也是我們為何亟需解開這場大流行病之謎的部分原因。在數百萬個逝去的生命中，有許多重要課題我們必須好好學習，不管這麼做有多麼痛苦。

醫學上，徹底剖析一個新的疾病，完全了解一種病菌的生物學與行為、以及它對不同年齡層的人帶來的影響，有可能得花上數十年。而且答案沒有那麼直觀。以二〇〇九年的H1N1大流行為例，那些需要住院的患者大多在十歲以下。當時是認為，這些小孩從來沒有接觸過類似這個新的流感病毒，因此不具備免疫能力。至於禽流感（或稱H5N1），受影響最大的年齡層介於十歲到四十歲間，原因是自身免疫反應過度會提高死亡風險，因此在年輕的成年人中較為常見。至於新冠肺炎，較容易因染病而死亡的則是老年人，死亡案例中有八十％是六十五歲以上的人。然而在新冠疫情初期，即使是這麼簡單的發現，我們都沒有注意到或記載下來。

這個發現後來卻成了混淆視聽的致命錯誤。美國的年輕人誤以為新冠肺炎是「老年人的疾病」，因此忽略了政府的指示，以為自己不會受感染，或很容易便能康復。隨著病毒開始突變，它侵害的宿主也愈來愈年輕——特別是在老年人已經接種疫苗，有了保護力之後。到了二〇二一年春天，二十多歲、三十多歲感染新冠肺炎的人大幅增加，其中不乏重症者。奧莉薇亞、派崔克和雅莉納這幾個例子都告訴我們，我們以為感染新冠肺炎死亡的人年紀多在六十五歲以上，其實是低估了這個病毒殺死壯年人、或是在存活者身上留下長期症狀的能力。它還可以改造自己，讓傳播更容易。這就是為什麼收集這場疫情帶來的教訓，有助我們擁有更美好、更安全的未來。我們絕對不容許自己得到疫情失憶症。

致死原因

醫生間經常開玩笑說，內科醫生什麼都知道——但是什麼都不做。外科醫生什麼都不知道——但是什麼都做。至於病理科醫生，則是什麼都知道，也什麼都做——只不過為時已晚。一般認為這個說法最早出現在懸疑小說作家羅賓・庫克（Robin Cook）於一九八三年發表的驚悚作品《扮演上帝的人》（*God player*）。庫克以撰寫醫療驚悚小說著稱，許多作品都觸及了公共衛生議題，他寫過許多以傳染病為主題的小說，包括《爆發》（*Outbreak*）、《傳染病》（*Contagion*）和《大流行病》（*Pandemic*）。在他的書，還有大部分醫生作家的著作中，我還經常見到另一個重要議題：內省。跟多數人認定的相反，醫生們其實比大家以為的更常反省。

有一部分原因是：比起成功，我認識的大多數醫生更在意失敗。得知患者原本可以免去一死，會讓我們深陷痛苦。我們制定了一套方法，用很正式的方式來強迫自己評估醫療中的疏失、併發症——當然，也包括死亡。大多數醫院會定期關起門來舉行這樣的會議，彼此公開討論這些醫療結果。有些地方稱這種會議為「死亡與併發症討論會」（Death and Complications，或是Morbidity and Mortality）。相信我：站在講台上做見證坦承自己的心聲，是非常不容易的事。

就某些方面來看，驗屍是這些內省的具體體現。它的過程令人生畏，帶來的情緒衝擊無比猛烈，特別是明白這麼做對枱上的病人已經毫無幫助時。然而這麼做是為了讓將來的人得以受益，不再遭受同樣可預防的死亡。

經由檢驗新冠肺炎受害者的大體，我們已經得知愈來愈多這個病毒的惡行——從頭到腳都有它的足跡。但是在進入第三章討論這些細節前，我們得先知道另一種驗屍。大約在疫情持續了一年，美國有超過五十萬名死亡案例、拜登入主白宮後，我和川普總統指派負責帶領美國人走出疫情的六名醫生進行了另類驗屍。〔9〕大家可能在白宮簡報室見過這六個人，當中有從一九八四年開始擔任美國國家過敏和傳染病研究所（National Institute of Allergy and Infectious Diseases，簡稱ＮＩＡＩＤ）所長的安東尼．佛奇醫生（Anthony Fauci），他是唯一過渡到拜登團隊，繼續擔任總統首席醫療顧問的人。其餘的現在都是不受限制，可以暢所欲言的平民百姓。

我們花了幾個星期在休士頓、華盛頓特區和巴爾的摩訂了幾間寬闊而通風的大型旅館會議廳，來進行絕對機密的一對一談話。由於大家都具備醫學專業，因此我告訴他們，我會以一種滋味不好受、但我們最熟悉的方式來討論——就是驗屍。〔10〕我們將仔細剖析與探討，美國究竟是怎麼成為全球疫情最嚴重的災區的。

9 My one-on-one interviews with six of the members of Trump's coronavirus task force were done in the development of a special report for CNN called "COVID WAR—The Pandemic Doctors Speak Out" that aired on March 28, 2021. The recorded conversations amounted to hours of tape. Many of the quotes and paraphrased material in this book came from those interactions. See Dr. Sanjay Gupta, "Autopsy of a Pandemic:6 Doctors at the Center of the US Covid-19 Response," CNN, March 26, 2021, https://www.cnn.com/2021/03/26/health/covid-war-doctors-sanjay-gupta/index.html.

10 See Fernanda Santos, "Life, Death, and Grief in Los Angeles," *New York Times Magazine*, March 2, 2021, https://www.nytimes.com/interactive/2021/03/02/magazine/covid-la-county-hospitals-black-latino-res idents.html.

我們是全世界最富有的國家之一，擁有先進、昂貴的醫療照護系統。二〇二一年聖誕假期過後，看著洛杉磯的確診案例急遽增加，我不禁想起在約翰霍普金斯的評估中，我們在大流行病防禦評比拿了第一名。這種景象，過去我只在世界各地的受災區才會看到。一月中的洛杉磯，每六分鐘就有一個人死亡，醫療系統承受不住，早已崩潰，救護車為了尋找能再收治一名患者的急診室，得繞好幾個小時。〔11〕疫情發展至今已經一年，我們卻還是無法讓它停下來。

另外，我們的收入差距在已開發國家和大多數開發中國家中是最大的，不管是種族差異或經濟上的鴻溝，都在這次疫情中凸顯了出來。到了二月中，在洛杉磯死於新冠肺炎的黑人和拉丁裔人數分別是白人的兩倍和三倍。〔12〕反觀在世界的另一頭，孟買的達拉維（Dharavi，亞洲最大的貧民窟），一百萬個居民住在密密麻麻的棚屋裡，幾代人擠一個房間，但他們的死亡率卻出奇的低（這個情形很快就會改變，而且十分令人震驚，我晚一點會再提到這件事，因為它也是故事——和教訓的一部分。）同樣的，在人口約兩億的奈及利亞，死亡率據報導只有美國的百分之一。非裔和拉丁裔美國人不只在美國受到最不利的影響，他們的感染率和死亡率在全球各統計族群中也是名列前茅。〔13〕

疫情爆發經過一年，在我坐下來和這些當初負責控制疫情的人面談了二十多個小時後，令我感觸良深的是，我發現他們的背景和資歷能讓所有人相信，他們是最能勝任這份工作的人。我們擁有「復仇者聯盟」般的陣容。或許他們曾對於應該採取什麼作法意見分歧，彼此激烈爭論過，但他們也尊重其他人的專業，是最有資格做決策的人。以羅伯・凱雷克博士（Robert Kadlec）為例，他在二〇一七年被川普總統任命為衛生及公共服務部（Department of Health and Human Services，簡稱ＨＨＳ）整備與緊急應變助理部（Assistant Secretary for Preparedness and Response，簡稱ＡＳＰＲ）的部長。有趣的是，ＡＳＰＲ是依據布希總統於二〇〇六年簽署的一項法案而設立的——就在前一

11 Ibid.

12 To view cases and deaths from COVID worldwide by country as the numbers changed throughout the pandemic, use the interactive dashboard provided by the Center for Systems Science and Engineering (CSSE) at Johns Hopkins University at https://github.com/CSSE GISandData/COVID-19. Also see E. Dong, H. Du, and L. Gardner, "An Interactive Web-based Dashboard to Track COVID-19 in Real Time," *Lancet Infectious Diseases* 20, no. 5 (2020): 533–534, doi: 10.1016/S1473-3099(20)30120-1.

13 See Matthew Mosk, "George W. Bush in 2005: 'If We Wait for a Pandemic to Appear, It Will Be Too Late to Prepare,'" ABC News, April 5, 2020, https://abcnews.go.com/Politics/george-bush-2005-wait-pandemic-late-prepare/story?id=69979013. Also see John M. Barry, *The Great Influenza* (New York: Viking Penguin, 2004).

年，布希回德州度假時，讀歷史學家約翰·巴里（John M. Barry）寫的一本書讀得欲罷不能。在這本關於一九一八流感大流行的書中，巴里詳細說明一場神祕的瘟疫「將比人類歷史上的任何疾病殺死更多的人」。布希嚇壞了，一回到華盛頓就打電話請國土安全顧問弗朗西絲·湯森（Frances Townsend）到橢圓形辦公室。[14]他把那本《大流感》（*The Great Influenza*）拿給她[15]，告訴她：「你得讀讀這個。」接著又說，「這每一百年就會發生一次，我們需要一個國家級的策略。」

我們國家最完整的疫情劇本在那次談話中誕生。湯森後來公開和媒體談到這個經驗，她表示這個計畫的內容包含全球預警流程圖表、資助開發新疫苗，以及國家大量儲備關鍵應急物資，像是防護衣、口罩和呼吸器等。對於花心力在這些事，包括這些想法和協議進行的模擬測試等，布希的許多助手和內閣官員都持懷疑態度，很不以為然。但是布希很堅持；一名助手甚至用「狂熱」形容他。[16]他打算花七十億美元做這件事，換算成現在的金額大約是一百億美元。湯森當時正忙於應付反恐、颶風和森林大火等更急迫的危機，但是布希對她說了番預言般的話：「或許不會在我們任內發生，但是我們的國家需要這樣的計畫。」他提到一個十五年後我們付出重大代價才知曉的真理：「大流行病跟森林大火一樣。如果及早發現，就可以在付出有限的損失後將它撲滅。但要是任其悶燒不被發現，它就有機會發展成地獄之火，以我們無法控制的速度蔓延。」〔17〕雖然接下來幾年，這個野心勃勃的計畫大多被束諸高閣，從來沒有完全實現，但是有些架構，例如ASPR，在二〇二〇年終於派上用場。

凱雷克在任職ASPR之前，曾經在美國空軍擔任醫生和職業軍官，致力於生物防禦戰略。布希政府期間，他協助領導應變了九一一恐怖攻擊事件和隨後的炭疽攻擊事件，以及包含我報導過的卡崔納颶風在內所有災損嚴重的颶風。幾年過後，凱雷克仍舊在對付颶風，這一次是撲向波多黎各的多利安（Dorian）颶風，但與此同時，傳出了有一群人感染了奇怪肺炎的消息。當時他正專注處理多利安的善後工作，所以這

14 Ibid. According to the media's reports, Tom Bossert used the word *obsessed* to describe Bush's response. Bossert had worked in the Bush White House and went on to serve as a homeland security adviser in the Trump administration.

15 編按：此書繁體中文版《大流感：致命的瘟疫史》由台灣商務出版社翻譯出版。

16 出處同註14。

17 See "Crimson Contagion 2019 Functional Exercise Key Findings," US Department of Health and Human Services, Office of the Assistant Secretary for Preparedness and Response (October 2019), https://int.nyt.com/data/documenthelper/6824-2019-10-key-findings-and-after /05bd797500ea55be0724/optimized/full.pdf. Also see David E. Sanger, Eric Lipton, Eileen Sullivan, and Michael Crowley, "Before Virus Outbreak, a Cascade of Warnings Went Unheeded," *New York Times*, March 19, 2020, https://www.nytimes.com/2020/03/19/us/politics/trump-coronavirus-outbreak.html.

件事沒有引起他太多關注。他和我一樣，在聽到地球的另一端出現某種怪異的新肺炎時，態度也很淡定。他從沒想過，一場病毒風暴會超越他五次出征伊拉克帶來的壓力。但事實就是這樣。「我覺得這場經歷讓我有了創傷後壓力症候群，」他這麼告訴我時，眼眶紅了。

令他更加失望的是，他逐漸意識到這場疫情之所以悲慘，不只是因為它規模龐大，還因為根據他在二〇一九年所做名為「赤色傳染」（Crimson Contagion）的模擬演習，這場災難完全可以預測到並加以預防。〔18〕這個演習的模擬場景，是某種來自中國的呼吸道病毒因為感染者搭乘飛機而向全世界擴散，美國的第一起案例出現在芝加哥。四十天後，世界衛生組織宣布大流行，但為時已晚：當時已有一億一千萬名美國人受到感染，七百七十萬人住院、五十八萬六千人死亡。聽起來很熟悉？

儘管約翰霍普金斯醫學院態度樂觀，但是這場二〇一九年十月的演習報告草案點出，在跟一個沒有治療方法或無藥可醫的新病毒打生死戰時，我們的聯邦政府資金嚴重短缺、準備不夠，也缺乏協調能力。這份報告最後被標示為「不得披露」。「赤色傳染」暴露了我國應變系統的缺陷，而且令人毛骨悚然的是，它們後來真的發生了。這場演練中最引人注意的是反覆出現的「混亂」狀態。聯邦機構爭論應該由誰負責、州政府官員和醫院想盡辦法尋找或囤積物資、市政府和州政府對於學校是否應該停課無法達成共識。很快的，這些虛擬故事就成真了。

凱雷克從演練中學到的三大教訓是：疫情發生時，你必須知道該由誰負責，並且建立個人防護用具、篩檢試劑和其原物料的資源供應鏈，以及尋找資金來支付應變行動中的各種需求。我們稍候會談到領導力，但在疫情開始時，我們的個人防護用品、藥物和呼吸器等醫療器材的緊急供應鏈完全是個謎。由於沒有現有的系統可行，一切都得從頭開始。在「赤色傳染」中，凱雷克和他的團隊預估，做好這些準備得花費一百億美元——和布希預測的數字一樣——但是這筆經費從來沒有被核准。

實際上，新冠疫情期間，凱雷克在任職ASPR的十二個月裡花了三百五十億美元，並在二〇二〇年十二月從國會再取得兩百三十六億美元，以因應這場迅速蔓延的疫情。但這些都還沒有算進失去的數十萬條性命、工作、事業和生活相關的損失。凱雷克表示，一百億美元代表每個公民只需要三十美元，或是連續十年每年三美元

18 See Susan Davis, Claudia Grisales, and Kelsey Snell, "Senate Passes $2 Trillion Coronavirus Relief Package," NPR, March 25, 2020, https://www.npr.org/2020/03/25/818881845/senate-reaches-historic-deal-on-2t-coronavirus-economic-rescue-package.

——這樣微不足道的費用，就可以讓美國免受疫情之累。如果病毒是一種國家安全威脅，那麼保護國家免受病毒侵害的成本，還不如一艘航空母艦的價格。我們有十一艘服役中的航空母艦，比世界上任何其他國家還多，但政治人物就是不願意將這些花費撥一點來對抗看不到的敵人。我們國家為這項疏忽付上了慘痛的代價。拜登總統在二〇二一年上任後，首先執行的工作項目之一，就是通過一項耗資近兩兆美元的新冠肺炎紓困方案。〔19〕

• • •

如果由另一組人來領導這個工作小組，結果會不一樣嗎？沒有人能回答這個問題。在與醫生們面談的過程，以及無數個在凌晨和深夜進行的電話訪談中，另一個問題一再出現：「如果你被邊緣化或被要求保持沉默，為什麼還要留在這個職位？」

他們的說法雖然不同，但意思都一樣：「我自認是做這項工作的最佳人選，我怕要是我離開了，會由一個效率更差、或是更政治化的人接手。」在發現自己的意見愈來愈受到白宮壓制時，他們轉而尋找其他打擊疫情的方法。我們這些局外人可能會以為，這個工作小組在二〇二〇年五月後就解散了，因為他們不再出現在川普的新聞發布會上。但事實上會議照常舉辦，只不過是關起門來進行——通常是在柏克斯的辦公室舉行實體會議或線上會議。柏克斯每個星期會在「醫生小組」中和安東尼・佛奇、疾病管制中心主任羅伯特・雷德菲爾德（Robert Redfield），以及當時的食品暨藥物管理局局長斯蒂芬・哈恩（Stephen Hahn）私底下會談三、四次。這個小組的存在不是祕密，但知道的人不多。他們討論需要處理的醫療議題，並持續分析疫情發展模式。

柏克斯醫生和副總統麥克・彭斯（Mike Pence）關係很好，彭斯一直是她的盟友，從未質疑她的領導。後來柏克斯注意到，病毒在盛夏到夏末期間傳播得愈發猛烈，便帶著圖表去見了彭斯。「當圖表上出現這種曲線，代表它將會比我們之前見過的任何事都要糟。」她告訴彭斯。彭斯看著她說道：「放手去做你該做的事。」就這樣，她拿到了上路的許可。

柏克斯用彭斯的飛機走訪各州，一次又一次拉著行李箱上計程車，去和各地的人見面。她就靠著這樣的視察，逐漸拓展了影響力。一路上她所遇見的人說話的語氣，和她在白宮裡經歷的完全不同。她這麼說：「在盡力遵守我必須遵守的規則，和確保

19

8 See Maggie Haberman, "Trump Admits Downplaying the Virus Knowing It Was 'Deadly Stuff,'" *New York Times*, September 9, 2020, https://www.nytimes.com/2020/09/09/us/politics/woodward-trump-bookvirus.html.

大家收到國家和人民應該收到的重要訊息這兩者間，總存在著一種緊張的關係。這種關係在我看來很有趣。我可以對區域和地方媒體、州長與市長坦誠以對，或是在協助下坦誠以對，可以很清楚的向他們表達有必要戴口罩、要求酒吧關閉、嚴格限制室內用餐，說出所有我沒辦法在全國性場合說的話。」

大部分的州長和市長都願意聽取她的建議，並按著執行。例如她鼓勵某個學區的老師都做篩檢，因為他們代表社區——而不是因為她覺得學校容易散播病毒。「這也是為什麼我們要所有醫院定期篩檢他們的人員，並且將結果和郵遞區號結合，找出病毒傳播的大致範圍，」她說道。白宮對這種反直覺的思維不予理睬。在二月的第一個星期，川普已經在採訪中明白告訴記者鮑伯・伍德華（Bob Woodward）「這是個致命的東西」了，但柏克斯覺得白宮沒有哪個人的表現讓人感受到這個疾病有明顯的無症狀傳播，或是有很高的傳染力和致死率。〔20〕難怪柏克斯在白宮西廂的低樓層被起了「末日博士」（Dr. Doom）這個綽號。

至於安東尼・佛奇，則竭盡所能的透過媒體傳遞有科學根據的訊息，從喜劇節目、名人播客到《芝麻街》都不錯過。他經常說些白宮不願意聽的話。他的腦海裡有條睿智的忠告，那是他在雷根總統時期上任國家過敏和傳染病研究所所長不久後，一位導師告訴他的：「安東尼，幫你自己個忙。每次走進白宮時，低聲對自己說『這可能是我最後一次走進白宮』。」佛奇不是那種會掉入總統的「現實扭曲場」（reality distortion field）的人。「現實扭曲場」指的是位高權重的人周圍特有的環境氛圍，裡面有許多阿諛奉承的人，如果真相和他們的想望或看法背道而馳，就很難傳達給領導人。〔21〕遵循事實是佛奇的個人原則，即使這麼做可能會被川普趕下台也在所不惜。把持住自己、不要被白宮或橢圓形辦公室的力量吸走，這本身就是一項工作。

政治確實牽扯在其中，但這麼大的災難不是單一原因造成的。許多醫生都認同這個令人髮指的事實：美國絕大多數的死亡案例都可以避免。在我即將結束訪談之際，凱雷克對我說：「驗屍結果顯示，致死原因是傲慢。」

20 The reality distortion field was often used to describe how Steve Jobs would influence his employees at Apple. According to Walter Isaacson's chronicle of the Apple icon in his biography (*Steve Jobs: The Exclusive Biography*), Jobs had learned about the reality distortion field—a term used to describe how someone can influence people and convince them of almost anything with a mix of characteristics including charm, bravado, hyperbole, and of course persistence.

21 Several reprints of Defoe's *Journal of the Plague Year* are available online for free or purchase. Here's one place to read it: https://www.gutenberg.org/files/376/376-h/376-h.htm.

數字會說話

面對未知的事物時，我們喜歡轉過身，不去看那些令我們不舒服或害怕的東西。否認疫情大流行並不是新鮮事。丹尼爾·笛福（Daniel Defoe）在他的小說《大疫年紀事》（*A Journal of the Plague Year*）中寫道，一六六五年，倫敦市政府一開始拒絕承認有任何不尋常的事發生，接著又嘗試對大眾封鎖消息，直到死亡人數不斷攀升，才不得不接受可怕的黑死病。那時候，當局想將受害者和他們的家人隔離在家已經徒勞無功了。在這本書的開頭，笛福道出了疫情在那個年代和我們的年代主要的差別：「它從哪裡來的不重要……那個時候沒有報紙散布謠言和報導消息。」〔22〕

笛福書中寫的是倫敦最後一次鼠疫流行，當局知道這場瘟疫正造成另一波死亡。但是三百五十年前，他們沒有我們現在的媒體系統可以很方便的跟大家溝通。由於大家透過媒體分享，新冠病毒傳播一事是掩蓋不了的，但這也是個很大的警告：雖然我們有大量平面和廣播媒體可以告訴我們發生了什麼事，但這些媒體散播的，也有可能是錯誤的觀念和虛假的訊息。

就像倫敦當局試圖掩蓋瘟疫已經進入城裡的消息，在這場二十一世紀的瘟疫開始時，我們也經歷了類似的分歧、政府的失能和沒有告知我們事實。我只能藉想像來推測，倫敦這場奪走四分之一人口的大瘟疫，如果發生在擁有現代科技和通訊方式的環境下，會是什麼景況？笛福的書是在那場長達一年的瘟疫結束五十七年後發表的，它是個預警，也是一本實用手冊，能教我們萬一致死的疫情再次爆發，我們應該怎麼做，還有更重要的，應該避免做什麼。笛福採用的數據主要來自「死亡率清單」（Bills of Mortality）——這份報告每個星期花一頁記錄哪些人去世、以及他們去世的原因。這些報告會被當成傳單，或是張貼在公共場所，以警惕大家瘟疫正在蔓延。這是當時發布消息的唯一方式。笛福藉由收集「死亡率清單」，記錄下整個黑死病在一六六五年的興起和消退〔23〕，夏天最為嚴重，到聖誕節便消退了。「死亡率清單」可說是世上第一

22 See E. Dong, H. Du, and L. Gardner L, "An Interactive Web-based Dashboard to Track COVID-19 in Real Time," *Lancet Infectious Diseases* 20 no. 5 (2020): 533–534. doi: 10.1016/S1473-3099(20)30120-1. Also see the interactive dashboard provided by the Center for Systems Science and Engineering (CSSE) at Johns Hopkins University at https://github.com/CSSEGISandData/COVID-19.

23 笛福在書中使用的是一六六四年十二月二十七日到一六六五年十二月二十七日的死亡率清單。英國的連續創業者及發明家傑・沃克（Jay Walker）擁有以皮革裝訂的牛皮紙頁原始清單，收藏在他位於康乃狄克州的私人人類影像歷史圖書館（Library of the History of Human Imagination）。

每一百萬人中，每日增加的新冠肺炎確診人數

圖中的數值是滾動式的七天平均值。確診案例少於實際案例的主要原因，是篩檢人數有限。

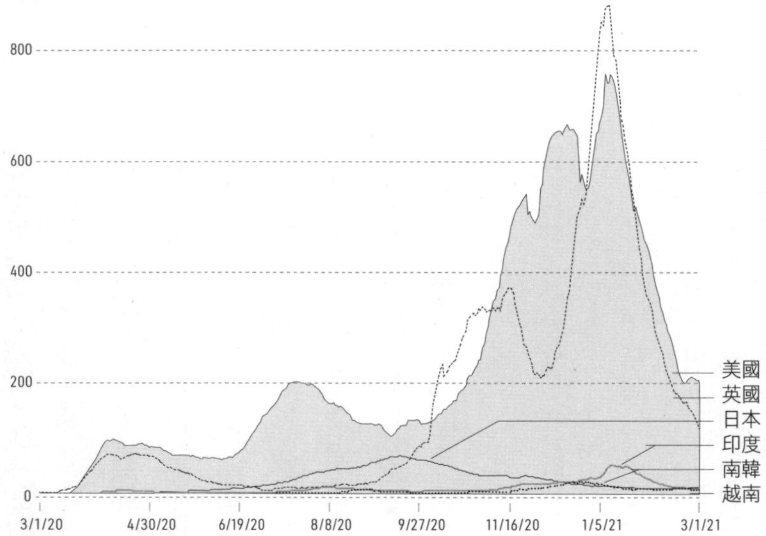

資料來源：約翰霍普金斯大學CSSE新冠病毒數據〔24〕

個疾病擴散的紀錄，也是人類歷史上第一次以數據反映模式的作法：你可以見到疫情開始升溫，每個星期的死亡人數都在增加，接著看著它消退。

我們現在用來追蹤疾病和死亡案例的方法更複雜了，但是它們一樣具有啟發性和指示性。第六六頁是我們從二〇二〇年三月開始，一整年來的疫情紀錄。

這樣的數據和圖表中蘊藏許多故事、見解和教訓。每個國家都有自己應對疫情的方式，採取各自的緩解及封鎖措施，但不同國家間的差異叫人驚奇。最顯著的差異出現在富有和貧窮的國家之間，但和我們預期的恰好相反。一般受傳染病摧殘最嚴重的會是貧窮國家，但是這個新型冠狀病毒卻給最富裕國家帶來了不成比例的破壞。為什麼？這個疾病的全球性途徑，同樣以瘋狂且出乎我們意料的方向前進。

以韓國為例，二〇二〇年三月開始，南韓每天平均新增的確診案例超過五百五十人，而人口數與南韓相去不遠的英國則只有五十三人。〔25〕然而到了月底，南韓的新增

24 Ibid.

25 See Azeem Majeed et al., "Can the UK Emulate the South Korean Approach to Covid-19?" *BMJ* 369 (May 2020): m2084, doi: 10.1136 /bmj.m2084. Also see Daejoong Lee, Kyungmoo Heo, and Yongseok Seo, "COVID-19 in South Korea: Lessons for Developing Countries," *World Development* 135 (November 2020): 105057, doi: 10.1016/j.worlddev.2020.105057. Epub 2020 Jun 28.

確診人數為一百二十五人，英國卻有四千五百人，而且不斷攀升，這同時還要為了建立物資、篩檢和接觸追蹤等基本系統疲於奔命。南韓的健康照護系統或許沒有英國完善，但是他們迅速且強制執行了妥當的公共衛生策略，順利控制了病毒的傳播。關鍵差別在於南韓快速建立了「篩檢、追蹤、隔離與治療」的行動計畫，對疑似感染的人進行篩檢、找出接觸者、強制隔離，感染者可以免費接受治療，被隔離的人可以領取補助金。在英國卻不是這樣，一開始的篩檢就受到限制，三月開始便不再追蹤接觸者或監測社區了。此外南韓還迅速利用手機科技，來支持他們的策略和發送緊急訊息，例如警告民眾哪些地方是感染熱區，應該避免前往。他們在二〇〇二年到二〇〇三年的SARS、以及二〇一五年的中東呼吸症候群所學到的經驗和訓練，都在對抗新冠肺炎時派上場。英國則必須在新冠肺炎的疫情中，學習這些艱難的課題。就像某個研究團隊在《英國醫學期刊》上比較這兩國的反應時寫的：「在證據尚未明確時，南韓根據預防性原則較快做出基本決定。」〔26〕反觀英國，則過度倚靠遲來的數學模型，以及以科學為根據的政策。換句話說，南韓以最壞的情況來處理這個問題，英國則根據遲到、已經過時的知識來處理它。

前疾病管制中心主任羅伯特・雷德菲爾德認為，國民普遍不健康是美國人傷亡慘重的一大原因。他表示，拖著患有肥胖症、糖尿病、腎臟病和心血管疾病等慢性病的身體打這場仗，對我們非常不利。光是這些病就夠棘手了。它們多是富裕國家特有的疾病，我們是自身繁榮的受害者。慢性但可預防的疾病（例如肥胖症等），在世界各地包括較貧窮的國家，都有逐漸增加的趨勢，不過高收入國家，像是美國，在全世界的肥胖症案例中還是占了較高的比例。富裕國家中最大的例外是日本和南韓，只有五％的過早死亡跟肥胖症有關（在美國，四十歲到八十五歲之間死亡的人當中，則有十八％跟肥胖症有關）。〔27〕

較貧窮的國家可能還有另一種優勢，那就是他們「原先具有的免疫力」。一直到疫情發生幾個月後，這種優勢才被認真看待。我們發現，一個地區的傳染病史對於居民是否容易受病毒侵襲，有顯著的影響。或許這有助於解釋為什麼新冠病毒沒有釀成「中國流感」，反倒讓西方世界成了重災區。如果你想知道某個國家在疫情期間表現好

26 See the Centers for Disease Control and Prevention's data and statistics on obesity at https://www.cdc.gov/obesity/data/adult.html.

27 See Alireza Bolourian and Zahra Mojtahedi, "COVID-19 and Flu Pandemics Follow a Pattern: A Possible Cross-immunity in the Pandemic Origin and Graver Disease in Farther Regions," *Archives of Medical Research* 52, no. 2 (February 2021): 240–241, doi: 10.1016/j.arcmed.2020.10.012. Epub 2020 Oct 17.

或壞，一大重要的資訊就是看它位於地球的哪裡。

在美國，每十萬人就有將近九千個確診案例，亞洲擁有幾個全世界人口密度最高的地方，但是印度一整年下來，確診比例只有我們的十%左右。另一方面，某些歐洲國家雖然採取了積極手段，情況仍猶如失速列車，有些國家則早早就控制住病毒，並在二〇二一年開始前就恢復到幾乎正常的狀態。這是為什麼呢？控制病毒傳播最有效的方法是什麼？新冠肺炎在東亞地區造成的傷亡比世界其他地區輕得多，會是因為生活中的冠狀病毒讓這些地區的人已經具有免疫力嗎？或許他們是穿戴著防護裝備打這一仗的？已經有研究開始探討這種可能性。新冠肺炎疫情的嚴重程度在全球各地不盡相同，那些貧窮、人口密度高、幾乎毫無公共衛生基礎建設，我們以為會被病毒百般蹂躪的國家竟安然無恙。經過一年的觀察，雖然這個形勢有些例外，但是一般而言，富裕和具有先進醫療保健系統的國家在控制病毒傳播上，並不具優勢。

疫情的第一年，東亞、東南亞和北亞的國家——當中有富裕，也有貧窮的——不管是不是具有全國性醫療保健系統，染病和死亡人數都不多。例如日本和南韓，在按人口調整後，新冠肺炎確診率和死亡率都遠低於美國和英國。菲律賓和印尼等人口稠密的國家，在按人口做了調整後，新冠肺炎確診率和死亡率也低於德國和挪威等已開發國家。歐盟的表現跟台灣相比差了三千倍。台灣的死亡率只有百萬分之〇・四二，一直到二〇二一年春末才略有增加。柬埔寨到二〇二一年三月只有一個死亡案例，確診案例也只有一千出頭，後來雖然出現一波新的感染，但是相比西方國家整個二〇二〇年到二〇二一年初一波接著一波的疫情，那些數字都微不足道。

這種奇特的趨勢並不是這次疫情才出現的。上個世紀的三次主要流感大流行，都有這種起源地死傷較少、相隔遙遠的地方情況反而更為嚴峻的記載。一九一八年的大流感可能來自美國，卻在亞洲和歐洲奪走更多人命。一九五七年和一九六八年的流感大流行都源自中國，但美國和歐洲的死亡人數卻比較多。光是患者有其他身體狀況或年紀較長，並不能解釋這種現象。我們都知道，新冠肺炎在年長的族群致死率最高，但我們也看到日本有全世界年紀最長的族群，新冠肺炎的死亡率還是相對低的。

來自奧勒岡州和內華達大學的一群研究人員指出：「一個讓人信服的解釋，是大流行病起源地附近的區域已經對這些病毒存在部分交叉免疫的能力。」〔28〕另一篇公開發表的總結文章中，來自拉霍亞免疫研究所（La Jolla Institute for Immunology）傳染病和

28 Jose Mateus et al., "Selective and Cross-reactive SARS-CoV-2 T Cell Epitopes in Unexposed Humans," *Science* 370, no. 6512 (October 2020): 89–94, doi: 10.1126/science.abd3871. Epub 2020 Aug 4.

疫苗研究中心（Center for Infectious Disease and Vaccine Research）的研究員，則提出了一個更有趣的可能性：有一大部分人口的免疫細胞，已經具備辨識部分新冠病毒的能力，這使得他們在抵禦感染時搶得先機。〔29〕換句話說，有些人即使沒有接觸過新冠病毒，也已經具有某種程度的保護力。這或許也可以解釋，為什麼大家經歷的症狀差異會這麼大。我們將更深入探索這個現象，以了解這對應付以後的大流行病代表什麼意義。有一件事是確定的：我們必須以全新的眼光看待「新型」這個詞。

新型

我想了很多關於「新型」（novel）這個詞的意義，從生物學的角度，也從認知和心理學的角度看它。我認為這次疫情的一大收穫，是大腦處理新事物並且正確看待風險，進而可能調整行為的能力。畢竟，我們成年人或是這個社會，什麼時候真的經歷過全新的事呢？你曾經處於這麼陌生，一點頭緒都沒有的情況嗎？

每一天，我們都有數百萬個微小的經歷，這些經歷大多可以預測、習慣或理解。出現意料之外的事時，我們會自動將這個意外丟進我們能理解和解釋的框架，試圖尋找熟悉感，因為「摒棄不一致的事物」是人的天性。生命中出現非比尋常或前所未有的經歷時，我們的大腦很擅長刪除這些意外，忘掉它們，假裝從來沒發生過。如果有件事弄不明白，或是跟大腦衝突太大，那就不符合心智要引導我們的生活方式。

這個新型冠狀病毒出現時，許多科學家、公共衛生官員和醫生，包含我自己，都立刻拿它跟其他可以致命的冠狀病毒疾病，例如SARS和中東呼吸症候群等進行比對，希望從中判斷這個病毒可能會有什麼行為。這個過程近乎反射動作。來自中國的冠狀病毒？把它放進SARS的盒子裡。迅速擴散的大流行病？上一個我報導的大流行病是二〇〇九年的H1N1，把這個新型病毒放進那個盒子裡。但是這個病毒跟它們完全不一樣。事實上，沒有哪個既有的盒子可以拿來放這個新冠病毒。我深入探究了這個問題，盡可能收集各種資訊：讀已經發表的研究論文、也讀尚未發表的初稿；與在中國、南韓和日本的消息來源透過視訊交談；和安東尼・佛奇與世界級衛生專家彼得・達薩克（Peter Daszak，以研究新型疾病的影響著稱）等人談話。[30]我發現，每個人對於新型冠狀病毒都自有一套看法；就連我的母親都有她的一套理論。

29 See Dr. Sanjay Gupta, "The United States' One-year Coronavirus Checkup," CNN, January 21, 2021, http://lite.cnn.com/en/article/h_0e1a2ddf94eeb132a5bdeecdda84a602.

一開始，我們以為不大可能發生人傳人、口罩的幫助不大、無症狀的人不會傳播病毒、病毒不會經由空氣傳播。或許，我們只是希望這些事情不要發生——我們試圖說服自己，這場疫情不是我們已經擔心一百年的黑天鵝事件。但是我們錯了。事實上，既有的知識成了我們思想上的障礙——攔阻了我們。仔細想想，面對全新的事物時，我們應該找那些經歷全然不同的人商量，才不會立刻犯下「找個熟悉的盒子，將這個新事物丟進去」的錯誤。但是我們做錯了，我們不斷在找熟悉的盒子。這對每個人都是一次令人虛心的學習，即使是安東尼．佛奇也不例外。當我提起他曾說過「在呼吸道病毒的歷史中，從來沒有哪個會在患者無症狀時如此有效傳播」，他變得很激動。

三月初，孩子們被送回家、大部分商家被迫關門時，大家以為只會封城幾星期，頂多一個月。我們揚言要在復活節前重獲自由、恢復正常生活。現在回想起來根本是異想天開，但是另一個想法——就這樣讓病毒吞沒我們的世界、掠奪我們的生命——也實在令人嚥不下去。二月底時，川普總統告訴我，他不希望造成美國民眾恐慌，況且「我們已經做好了準備」，就這樣，雖然線索一再浮現，但我們就是不願意給予這場災難應有的重視。當然，我知道將事實直接坦白的告知民眾有時沒那麼容易。

過去幾十年，我學到在宣布壞消息時，要同時提出解決方法。這麼做雖然不能減輕打擊，但是可以緩解恐慌，讓對方不致感到那麼無助，而且會產生想採取行動的力量。哥倫比亞大學的一份報告指出，如果我們提早兩個星期開始控制社交距離並且戴口罩，感染和死亡案例能減少一半以上。〔31〕柏克斯認為，在春天一開始，感染人數激增、造成十萬名美國人死亡後，「如果我們能記取教訓，從那時開始在每座城市、每個郡、每個州確實執行這些措施，其他的傷亡都可以避免。」〔32〕

二〇二〇年二月被稱為「遺失的二月」。〔33〕那是個關鍵時刻，但是我們的國家卻沒

30 See Sen Pei, Sasikiran Kandula, and Jeffrey Shaman, "Differential Effects of Intervention Timing on COVID-19 Spread in the United States," *Science Advances* 6, no. 49 (December 2020): eabd6370, https://advances.sciencemag.org/content/6/49/eabd6370.

31 In addition to sharing these insights with me personally in a formal interview, Dr. Birx also made these statements on *Face the Nation* with Margaret Brennan on February 24, 2021. The transcript is available here: https://www.cbsnews.com/news/transcript-deborah-birx-on-face-the-nation-january-24-2021/.

32 Several media outlets called February 2020 "The Lost Month": See Marshall Cohen, Tara Subramaniam, and Christopher Hickey, "The Lost Month," CNN, April 18, 2020, https://www.cnn.com/interactive/2020/04/politics/trump-covid-response-annotation/.

33 The National Commission on Terrorist Attacks Upon the United States (also known as the 9-11 Commission) report is available online at https://9-11commission.gov/report/.

跟上科學的步伐。我們沒有用口罩矇住臉龐，卻因為缺乏想像力而矇住了眼睛。有意思的是，九一一事件委員會在檢討我們應該如何避免恐怖攻擊時，點出了我們的四個失敗：政策、能力、管理和想像力。[34]在這次疫情中，這些失敗再次上演。就像在九一一事件前，我們根本想像不到飛機會被拿來當武器殺死數千人，我們也無法想像，看不見的病毒竟會在我們的地盤、在這個擁有全世界最優秀的醫生和科學家的國家肆虐。二月二日時，大家還認為美國發生大規模傳染的風險是「低」的，當時我們只有十幾名確診案例；但六個星期過後，便增加到將近三千五百例。九一一事件的失敗彷彿重新上演，新冠病毒侵入我們的生活時，我們再次在政策、能力和管理上失敗了。誠實評估問題並進行規劃，可以讓人民知道該期待什麼，這一點非常重要。

如果我在二〇二〇年一月就知道，接下來的十八個月必須過著封城的生活，我肯定仍會覺得難以接受——但是會好過一點。我們喜歡確定性，偏好明確的倒數計時，而不是糊裡糊塗的數日子。比起數日子，我們更擅長倒數日子。[35]不管多痛苦、多漫長，只要能倒數，就代表終究有結束的一天。

勇敢說出「大流行病」

二〇二〇年三月九日，我在CNN網站發表一篇專欄文章，宣告這場日益擴大的危機為「大流行病」(pandemic)，並首次在電視上使用這個重量級字眼。[36]回應很快就來了。有人指控我炒作新聞，衝著我來的威脅嚴重到我不得不向CNN的安全部門和地方警察呈報。我們家雖沒有遭遇任何危險，但是每個晚上女兒們入睡後，我都會悄悄在屋子裡走動，再三確認所有門窗都已經鎖好。我很慶幸家裡養了狗，萬一有狀況，牠們會示警。

稱這場疫情為「大流行病」並非輕率的決定，我也無意引起恐慌。當時全球有超過十萬人確診，三千多人死於這個新病毒，而且數字還在增加。這個病毒已經在南極洲之外的各大洲落腳。你可能會覺得意外，但我們對構成大流行病的條件並沒有通用的定義。不過倒是有三個基本指標：(一)會導致疾病和死亡的病毒，(二)該病毒在

34 See Gupta, "The United States' One-year Coronavirus Checkup."
35 See Sanjay Gupta, "Why CNN Is Calling the Novel Coronavirus Outbreak a Pandemic," CNN, March 9, 2020, https://www.cnn.com/2020/03/09/health/coronavirus-pandemic-gupta/index.html.
36 See the CDC's resource page on pandemics at https://www.cdc.gov/flu/pandemic-resources/index.htm.

人與人之間持續傳播，以及（三）有證據顯示傳播在向全世界擴展。疾病管制中心說「大流行病」（pandemic）是「蔓延至數國或數洲的流行病，通常有為數眾多的人受到影響」，而流行病（epidemic）則是「單一疾病的病例數在族群中超出一般預期，而且病例數增加經常事出突然」。〔37〕在CNN使用「大流行病」這個說法時，有些人也已經提高警覺，其中一個是疾病管制中心的國家免疫與呼吸系統疾病中心（National Center for Immunization and Respiratory Diseases）主任南希・梅森尼爾（Nancy Messonnier），她在二月底的記者會上也用了「大流行病」一詞。〔38〕

二月二十五日，她的團隊開始在疾病管制中心著手準備工作時，她進一步表示：「問題不在於大流行病會不會再次發生，而在於它什麼時候發生、以及我們的國家會有多少人染上重病。」她接著說道：「我知道事態發展令大家難以招架，日常生活受到嚴重影響，但有些事大家現在得開始思考。今天早上吃早餐時，我和家人聊了一下。我告訴孩子，雖然我認為他們並未處於危險中，但我們要做好生活將受到嚴重干擾的準備……我也想要指出不確定性的重要。新病毒導致疾病爆發期間，會有許多事情很難說。」〔39〕

這樣的評論令川普政府相當不悅。在他們看來，病毒在美國已經受到「遏止」，而且「控制良好」。〔40〕梅森尼爾發言兩天後，白宮指派柏克斯擔任冠狀病毒應變指揮官，是工作小組中唯一在白宮工作的人。梅森尼爾醫生在發表了大膽而誠實的言論後，便再也沒有出現在白宮冠狀病毒工作小組的公開簡報會了。

我認為，公共衛生官員思維改變是個轉折點。我對我們的處境有一種不好的預感——從認為我們可以掌控局面（遏止病毒傳播），變成勉強可以試著使病毒傳播慢下來（減緩病毒傳播）。我還認為美國人並未做好心理準備接受這個新現實。我在CNN.com那篇提到「大流行病」的文章中，說了沒有人想聽的事：

是時候為日後可能發生的事做準備了。我們可能得居家隔離、關閉學校和取消活動，工作壓力可能加重，而且可能暫時無法從事有趣的愛好。家庭旅遊恐怕得

37 See the transcript of Dr. Messonnier's briefing at https://www.cdc.gov/media/releases/2020/t0225-cdc-telebriefing-covid-19.html.

38 Ibid.

39 See Pam Belluck and Noah Weiland, "C.D.C. Officials Warn of Coronavirus Outbreaks in the U.S.," *New York Times*, February 25, 2020, https://www.nytimes.com/2020/02/25/health/coronavirus-us.html.

40 See Gupta, "Why CNN Is Calling the Novel Coronavirus Outbreak a Pandemic."

延期了，親人間也不得相聚，只能藉由電話保持聯繫。

人類過去曾經戰勝大流行病。在這個全球關係密切的世界，或許我們的社交距離得執行得更徹底些，但這不表示我們這個國家、或我們這個世界無法團結起來。只要我們攜手合作，就能克服這場危機。

我的話令人覺得刺耳。許多人明白事態嚴重而開始行動了，但也有人依舊堅稱新冠肺炎是一場「騙局」，認為我在唬人。不管是什麼原因，看著我們的國家連最基本的公共衛生策略都無法執行，真的教人難過。

我們處理大事的能力一向很好。不論在科學還是醫學領域都有卓越成就，一再為病患找到治療方案和治癒的方法。最值得注意的是，我們以創歷史紀錄的速度開發了多種疫苗。疫苗是人類歷史上相當偉大的科技創新，然而這些讓我們得以免受天花、小兒麻痺等數十種疾病之苦的疫苗，作用的速度卻趕不上人類行為的變化。

整個疫情期間，公共衛生專家耳提面命，提供了非常基本的方法：保持社交距離、戴口罩、常洗手。其他國家，例如韓國，發現第一位確診者的時間跟美國是同一天，但他們立刻採取了這些基本公共衛生措施，而且執行得非常徹底，因此死亡人數一直控制在兩千人以下，反觀我們美國的死亡人數則是數十萬人——超過五十萬人。

如果我必須回答在美國的主要死因，我會說是「多重器官衰竭」，從原本的健康不良，到我們自以為是的準備工作。而真正的悲劇，是這一切其實都可以避免。我們早就料到會發生這種大流行病，就連它的發展也跟我們預期的如出一轍。然而，我們卻選擇不理會手上的資訊，直到為時已晚才開始行動。二〇二〇年二月二十一日，冠狀病毒工作小組在白宮西廂的戰情室中，又進行了一次沙盤演練，這時這場災禍已經扎根，結論再明顯不過。正如佛奇在回憶這場嚴峻的考驗時說的：「我們大難臨頭了。」

2 多重器官衰竭
Multisystem Organ Failure

在展開名為「遺失的二月」這場桌上演習的一個月前，退伍軍人事務部高級顧問卡特・梅徹（Carter Mecher）寄了一封電子郵件給幾個公共衛生專家中的菁英，警告他們世界衛生組織和疾病管制中心對這個新型冠狀病毒的反應「落後於局勢」，必須盡快採取行動以扭轉局面。這封信的收件者都是政府或大學裡的高層，他們隸屬於一個暱稱為「赤色黎明」（Red Dawn）的團體，取這個名字是在向一九八四年由派崔克・斯威茲和查理・辛主演、對抗敵人入侵的同名電影致敬。「赤色黎明電子郵件鏈」（Red Dawn Breaking Bad）的主持人是國土安全部首席醫療官杜安・卡內瓦（Duane Caneva）〔1〕，

1《紐約時報》按《資訊自由法》（Freedom of Information Act）向地方官員提出要求，對這些信件做了很好的報導。從二〇二〇年一月開始，共八十多頁的往來信件猶如專家們反應冠狀病毒擴散的日記。這份檔案可以在www.nytimes.com下載。凱澤健康新聞（Kaiser Health News）也報導了部分信件內容。

他表示建立這個郵件鏈的目的是「讓各領域的同僚針對新冠病毒提出想法、顧慮和問題，並分享資訊」。〔2〕

梅徹在一月二十八日那晚寫的信非常直白：「這真的非常不可思議……不管怎麼看，這件事都糟糕透了……預估的疫情規模已經令人難以置信。」梅徹分析了來自中國的數據，下結論說這個病毒的傳染力和流感病毒相當，但是複製能力勝過流感病毒，因此死亡率會高很多。「你們笑我嚷嚷著要關閉中小學，」梅徹寫道，「現在我要再次大聲疾呼，『把學院和大學也關了。』」

內布拉斯加大學的感染科醫生詹姆斯．勞勒（James Lawler）也是這個郵件鏈的常客，他曾在布希總統任內於白宮任職，還擔任過歐巴馬總統的顧問。他也意識到事態嚴重，並在梅徹於赤色黎明郵件鏈發言的幾個小時後，很不客氣的投下他的炸彈：

寄件者：詹姆斯．勞勒

時間：二〇二〇年一月二十八日星期二，下午八點五十六分

史上遭輕描淡寫的重大事件：

拿破崙從莫斯科徹退——「有點不愉快的蹓躂」

龐貝城——「一場沙塵暴」

廣島——「惱人的夏日熱浪」

以及

武漢——「嚴重的流感季節」

就在這一天，國家安全顧問勞勃・奧布萊恩警告川普總統，這將是他必須面對「最棘手的事」。[3]副國家安全顧問馬修・波廷傑（Matthew Pottinger）認同他的看法，並在聯繫上中國的聯絡人員後，向總統提出嚴厲警告。波廷傑對情況再清楚不過：他曾是路透社外派香港的記者，在ＳＡＲＳ時期擔任《華爾街日報》駐香港記者，後來又擔

2 See the *New York Times*'s reports on the Red Dawn emails at www.nytimes.com. Also see Eric Lipton, "The 'Red Dawn' Emails: 8 Key Exchanges on the Faltering Response to the Coronavirus," *New York Times*, April 11, 2020, https://www.nytimes.com/2020/04/11/us/politics/coronavirus-red-dawn-emails-trump.html. Some of the emails were also reported by Kaiser Health News at https://khn.org/news/red-dawn-breaking-bad-officials-warned-about-safety-gear-shortfall-early-on-emails-show/.

3 See Bob Woodward, *Rage* (New York: Simon & Schuster, 2020).

任了海軍陸戰隊的軍事情報官。他待在中國的那些年，結交了幾個在關鍵時刻信得過的朋友。他是白宮極為重要的中國專家，對中共政府不誠實的行為、以及生物實驗室的安全疏失，感受深刻。

波廷傑表示，中國政府並沒有說實話，而且把這個危機丟給他們的軍隊處理——而不是交給跟美國疾病管制中心對接的疾病預防控制中心。〔4〕把中國疾病預防控制中心從這場緊急事件抽離後，中國軍隊便開始企圖掩蓋事實，並試著遏制這場危機。這表示，一直和帶領中國疾病預防控制中心的高福院士（George Gao，中國病毒學家和免疫學家）保持聯繫的疾病管制中心主任鮑伯．雷德菲爾德，也被排除在外了。雷德菲爾德認為，中國政府不只對全世界說謊，還對自己的醫生和公共衛生當局說謊。

中國的謊言

二〇二一年二月某個下雪的日子，我和雷德菲爾德坐下來聊了他對過去這一年的看法。那時他剛離開疾病管制中心的職務，一邊整理搬家的箱子、一邊為回歸普通公民的生活做準備。雷德菲爾德告訴我，他們多次要求進入中國，包括川普總統也直接向習近平主席提出要求，但都遭到拒絕。雷德菲爾德最懊惱的事之一，就是沒能在事發時便進入中國。他也無法將疾病管制中心的人從北京調到武漢去做正式調查，唯一能做的，就是頻繁的和他的朋友高福討論。他們私底下的交談（很可能遭中國軍方錄下），主要在談論這個新型肺炎的真相、以及它是怎麼傳播的。例如雷德菲爾德注意到，最早在中國確診的二十七位患者來自三個不同的群體，這代表這些人是彼此傳染的，而不是各自在不同地點、或去過同一個市場而感染的。這是人傳人的明顯跡象。雷德菲爾德還清楚記得，他在一月第一個星期與高福通話時，提到了這個明顯的事實：「你該不會真的相信，爸爸、媽媽和女兒分別且同時從動物身上感染病毒吧？」

令他不解的是，高福回答：「鮑伯，我們沒有足夠的人傳人證據。」〔5〕

雷德菲爾德向這名二十多年的老友挑戰，點出那些跟海鮮市場無關的病例。中國政府和軍方一直在操控言論，並將焦點導向海鮮市場，以致有些事高福並不知情。他連武漢病毒研究中心早在二〇一九年秋天就爆發過呼吸道傳染病，都不知道（檢測那

4 See Matthew Pottinger's full interview on *Face the Nation* with Margaret Brenner on February 21, 2021, at https://www.cbsnews.com/news/transcript-matt-pottinger-on-face-the-nation-february-21-2021/.

5 The exact words used by George Gao could not be confirmed. This statement captures Bob Redfield's best recollection of the conversation when I interviewed him in February 2021.

些實驗室人員的抗體並未發現冠狀病毒，但這些結果沒有經過其他獨立機構確認）。有三名實驗室研究員因情況嚴重必須就醫。〔6〕比起北京後來宣稱在十二月八日發現的第一位確診案例，這件事早了好幾個星期。〔7〕如果在一月的前幾週，雷德菲爾德就提供他這位朋友二、三十個民眾案例，事態發展就不會是這樣。

一天晚上，高福和雷德菲爾德再次私下通話，這時他終於意識到事態嚴重。得知社區中有「大量病例」沒有去過海鮮市場後，高福情緒崩潰，電話裡傳來他痛心疾首的哽咽。他知道，現在情況不只超出他的掌控，會不斷有人死去，而且主導這場危機的是政府高層和軍方，這個狀況恐怕已經持續好一陣子了。雷德菲爾德告訴我，中國一開始的死亡率介於「百分之五到十」，又說「要是我，我也會哭吧」。（直到現在我們還是不知道，究竟有多少中國人民遭受感染或死亡；這個數字很可能遭嚴重低估。）

在我們的驗屍談話中，雷德菲爾德十分憂心高福的安危，想要保護他。雷德菲爾德不信任中國政府，他偶爾會神祕兮兮的向我靠過來，告訴我他擔心高福的安全，說自己不想說任何在中國政府聽來不利於高福的話。對於他的朋友、同時也是他在中國的對接官員，不過是揭露了他發現的科學證據就可能受到傷害，這名首席科學家深感難過，這種情況令我震驚。一月初，高福和雷德菲爾德談話時就已經很清楚，中國疾病預防控制中心完全被排除在外了，中國的中央政府知道發生什麼事，也暗中為這個蔓延中的災難做打算：他們比世界各地早了一個月開始確保N95口罩和其他個人防護用品的數量充足、著手研發檢測試劑和疫苗——這些都是對抗大流行病的必需品。在向世界提出警告前，他們就已著手收購這些資源了。

中國已經知情、卻沒有告知其他國家的證據不只有這樣。接近一月底時，我們都看著中國如何在一個多星期內，快速興建了兩座大型的冠狀病毒醫院，這時，雷德菲爾德和佛奇等人都在想，等等，如果你們不擔心，為什麼要日夜趕工蓋醫院呢？幾千英里外，為了總統的愛滋防治緊急救援計畫（Emergency Plan for AIDS Relief）出使南非，擔任愛滋病協調員的黛博拉・柏克斯正吃著晚餐，看到這則國際新聞時驚愕不已。看到醫院擠滿患者，而且必須立刻蓋新醫院支援，就足以表明已經出現大規模的社區傳

6 See Michael R. Gordon, Warren P. Strobel, and Drew Hinshaw, "Intelligence on Sick Staff at Wuhan Lab Fuels Debate on Covid-19 Origin," *Wall Street Journal*, May 23, 2021, https://www.wsj.com/articles/intelligence-on-sick-staff-at-wuhan-lab-fuels-debate-on-covid-19-origin-11621796228.

7 Ibid. Also see Jeremy Page, Drew Hinshaw, and Betsy McKay, "In Hunt for Covid-19 Origin, Patient Zero Points to Second Wuhan Market," *Wall Street Journal*, February 26, 2021, https://www.wsj.com/articles/in-hunt-for-covid-19-origin-patient-zero-points-to-second-wuhan-market-11614335404?mod=article_inline.

播，而且可能有一陣子了。她和同事們朝電視大喊：這是一場大流行！

沒多久，雷德菲爾德就收到了疾病管制中心內部針對大流行做的模擬報告：到九月，美國將會有兩百二十萬人死亡。雷德菲爾德愣住了。那天晚上他的太太想到，這意味著他們兩個人中，有一個可能會在秋天前死去，她不禁感到害怕。

「只是嚴重的流感季節」〔8〕

有一個「赤色傳染」沒考慮到的因素，那就是新冠病毒的性質。這個祕密進行的實驗模型反映的是流感大流行，而不是新冠病毒，後者除了潛伏期長，更糟的是，它在患者還沒有症狀時便具有傳染力。這是新冠肺炎和其他大流行病最大的差別，也部分解釋了為什麼我們面對它時，會這麼慌亂、這麼漏洞百出。我們在黑暗中摸索了幾個星期，在當中我們的失誤和疏忽成了世上最糟的反應。雷德菲爾德指出：「一開始，我們的焦點全放在有症狀的病例——確認病例、隔離，並且追蹤接觸對象。但是到二月底，事實已經很明顯，很不幸的，這個病毒的主要傳播模式並不是有症狀的傳播。這改變了所有遊戲規則。」

我們終於知道，新冠病毒比流感更致命，也比它的近親ＳＡＲＳ和中東呼吸症候群更容易傳播。最後，我們也接受了氣溶膠粒子和無症狀帶原者是導致它大肆傳播的主因。我在和最初的工作小組成員談話時，他們所有人說到自己「哦，不！」覺醒的剎那，都是在突然明白這個病毒能在無症狀時傳播的那一刻。新冠病毒製造了數百萬名現代「傷寒瑪麗」——無聲且不知情的致命疾病帶原者。這個病毒在大家還沒意識到它的超能力時，就到處流竄了，這讓柏克斯醫生尤其不安。她立刻想起幾十年前，撒哈拉沙漠以南的非洲地區與愛滋病搏鬥的相似之處。

引起愛滋病的人類免疫不全病毒（Human immunodeficiency virus，簡稱ＨＩＶ）和新冠病毒雖截然不同，卻有許多令人驚奇的相似之處。兩者都有無症狀時期，只不過在愛滋病，這個時期可以長達八到十年，在新冠病毒則是八到十天。所以，不積極採檢，只想憑藉進入急診室或到醫院就診的人來揪出社區感染、或止住社區感染，根本無濟於事。出現第一個重症患者時，代表已經有大量感染者在散播病毒了。柏克斯表示，病毒在郵輪上的傳播速度尤其驚人，當時有將近一半的乘客和船組人員的篩檢呈陽性，

8 See the Red Dawn emails, notably the one from James A. Lawler on January 28, 2020, at https://www.nytimes.com/2020/04/11/us/politics/coronavirus-red-dawn-emails-trump.html.

而且在篩檢時並沒有症狀，這表示這個病毒是個默不做聲、但攻勢猛烈的掠奪者。

這正是鑽石公主號上發生的事。一月二十五日，一名八十歲的乘客由於身體不適在香港下船，隨後經確診感染了新冠病毒，鑽石公主號在二月四日停靠日本橫濱進行檢疫。〔9〕這名老先生被認為是把病毒帶上船的唯一帶原者——零號病人，但最後感染擴大到七一二個人，其中十四人病逝。船上有高達五十%的人遭受同一感染源感染。疾病管制中心分析了感染途徑後，發現病毒的傳播管道是房間裡的公共幹管：馬桶製造的病毒氣溶膠，讓不曾和感染者共處一室的乘客也都接觸到了病毒。在三月一日到七月十日間，疾病管制中心在一百二十三艘船上，發現了將近三千名感染或疑似感染新冠肺炎的案例，死亡案例則有三十四件。〔10〕

病毒無聲無息的傳播，代表在我們發現之前它就展開行動了。綜合各方資訊，這個病毒在二〇一九年秋天就已開始傳播，而中國地方衛生官員錯估了他們控制這個病毒的能力。這是阻礙我們對抗這場大流行的第二個因子。中國先是蓄意提供錯誤訊息，接著還掩蓋事實。

畢業於耶魯大學的流行病學家約翰·布朗斯坦（John Brownstein），目前擔任哈佛醫學院的生物醫學資訊學教授，也是波士頓兒童醫院的首席創新長。他擁有某些極具說服力的證據，可以證明早在二〇一九年秋天，就有人因為感染新冠病毒生病——比世界各地得知這個病毒要早了好幾個月。出生於加拿大的布朗斯坦熱情洋溢，就像你最喜歡的高中生物老師。他是數位流行病學的先驅，擅長用各種數位數據來了解大眾健康。他曾就實時公共衛生監測數據，為世界衛生組織、醫學研究中心（Institute of Medicine）、美國衛生及公共服務部、國土安全部以及白宮提供諮詢，並寫了一百多篇與疾病監測有關的文章。

利用微衛星科技和互聯網的搜索趨勢，布朗斯坦在大家還沒發現前，就「見到」了武漢遭受第一波病毒侵襲的跡象。衛星影像顯示，自二〇一九年夏末開始，停進武漢的醫院停車場的車輛就開始增加，情況與前幾年大不相同。中國百度的搜尋引擎上，與傳染病相關的搜索詞條也增加了（百度是谷歌在中國的對手，但由於中國禁用谷歌，所以百度就成了中國民眾慣用的搜尋引擎）。除了情報單位，私人單位也會應

9 Takuya Yamagishi et al., "Descriptive Study of COVID-19 Outbreak among Passengers and Crew on Diamond Princess Cruise Ship, Yokohama Port, Japan, 20 January to 9 February 2020," *Euro-surveillance* 25, no. 23 (June 2020): 2000272, doi: 10.2807/1560-7917.ES.2020.25.23.2000272.

10 See the CDC's media statement, "Cruise Ship No Sail Order Extended through September 2020," on July 16, 2020, at https://www.cdc.gov/media/releases/2020/s0716-cruise-ship-no-sail-order.html.

用這些衛星數據。像是短線投資客會追蹤大賣場停車場的停車狀況，例如每個小時拍照一次，根據不同時段的顧客流量來評估該商家的價值，做為交易的參考。這種科技也曾被用來追蹤呼吸道疾病。布朗斯坦幾年前就發表過一篇文章，指出拉丁美洲的醫院到了流感季節就會變得異常忙碌。「光是觀察停車場，就可以預知流感季節，」他這麼告訴我。

布朗斯坦的團隊用二〇一八年十月的影像，數出武漢的大醫院天佑醫院停車場停了一七一輛車。一年後，同一個停車場停了二八五輛車，增加了六十七％。同期間，武漢其他地區醫院的停車場車流量最多增加了九十％。他在這篇發表於哈佛學術開放資源庫（DASH）的報告中寫道：「二〇一九年九月到十月間，六家醫院中有五家出現了分析系列中最高的每日相對車流量。同一段時間，百度百科上搜索『腹瀉』和『咳嗽』的次數也增加了。」[11]儘管「咳嗽」的搜索次數在每年流感季節開始時都會增加，但「腹瀉」跟這次大流行關係密切。根據多數人口的行為來判斷疫情爆發的起點和軌跡，將成為二十一世紀的新方法。

錯過以最初的病例來了解新冠病毒，讓我們付出了慘痛的代價。我們的學習曲線愈來愈陡卻不自知，直到有一天惡夢開始了，才終於恍然大悟——這讓我們對抗大流行的能力第三次受到打擊：採檢失敗。「不要陷入疫情了才開始做準備，」在驗屍討論中，布雷特・吉羅爾（Brett Giroir）這麼告訴我。吉羅爾受的是小兒科醫生的訓練，曾是美國公共衛生服務軍官團（Public Health Service Commissioned Corps）的海軍四星上將，且在二〇一八年到二〇二一年間擔任第十六任助理部長。疫情初期，他被稱為「採檢沙皇」。「你不可能無中生有，」他說道。他舉了一個很好的例子：「我們投入疫苗研究二十年，也收到了這份投資的回報。但是對於採檢，我們從來沒有做過計畫或事先演練，因此沒辦法立刻達成目標……我們缺少有彈性，可以彼此協調、一起共事的公家、私人、商業和學術基礎建設。」

採檢失敗

採檢範圍太小、時機太晚，是我們國家應變錯誤的源頭。一開始，當我們以處理

11 See John S. Brownstein et al, "Analysis of Hospital Traffic and Search Engine Data in Wuhan China Indicates Early Disease Activity in the Fall of 2019," (2020). The file can be downloaded at http://nrs.harvard.edu/urn3:HUL.InstRepos:42669767.

流感的態度處理新冠肺炎，採檢就荒廢了。「我們不太對流感進行採檢，」柏克斯指出，「對於流感，我們也只是治療症狀。當你出現類似流感的症狀而去看醫生，醫生通常只會開藥給你，不會篩檢。但是新冠病毒和流感病毒不一樣——它更像愛滋病毒，無症狀感染者也會幫病毒製造複製和傳播的機會。想要解決這個問題，就只能採檢。」

得知病毒基因序列不到十天，疾病管制中心就推出了他們開發的試劑。但是沒有成功。世界衛生組織比美國疾病管制中心更早研發出試劑，獲得多國採用，但美國還是決定等待自己研發出來的試劑。只不過這件事一直沒有成功，至少沒有達到能遏止病毒擴散的效果。就如柏克斯對我說的：「追求完美成了我們的敵人。」與其要求達不到的完美，最後一事無成，我們當初應該接受「夠好」的試劑就好，至少會起些作用。有許多值得做的事，就算做得不好也值得——即使是攸關疫情，或說特別是攸關疫情時，更當如此。

雷德菲爾德不願意為疾病管制中心研發試劑失敗一事負任何責任，甚至認為應該對他們願意嘗試研發試劑給予鼓勵。疾病管制中心的試劑究竟出了什麼問題，是個複雜的議題，許多新聞都曾詳細報導。簡單的說，當初在疾病管制中心做的測試已經成功，但是在大部分公開和學術性實驗室進行測試時，卻得到了錯誤和不明確的結果。

疾病管制中心為了召回這些試劑，嚴重延宕採檢工作——五個星期，我們遺失的不只一個月。那段時間，其他國家都成功部署了自己的採檢作業，我們的人民卻慘遭病毒蹂躪。第一代試劑的挫敗，摧毀了整個試劑產業，導致我們的採檢工作總是落後。沒有人想再提起這次失敗；就連我試探著向雷德菲爾德談及這件事時，他也只是讚許疾病管制中心首度嘗試研發試劑，對於大家嚴厲指責疾病管制中心感到不以為然。民眾不切實際的希望疾病管制中心每週生產數億劑試劑、篩檢幾億人。但是該局沒有設備能擔起這麼艱鉅的任務；它沒有能力生產這麼多試劑，遑論做到能緩解疫情的採檢程度——特別在病毒能藉由無症狀患者傳播的情形下。

「我們需要一個曼哈頓計畫來執行檢測，[12]」雷德菲爾德回想時說道。他現在能輕易點出疫情發生時應該填補的漏洞——隨時為大流行病做好準備的公共衛生基礎建設、強大的數據分析能力、可信任的預測分析能力、有應變彈性的實驗室，以及每個衛生部門都有足夠人力因應案件暴增；這些漏洞需要數十年來填補與重建。位在喬治亞州亞特蘭大的疾病管制中心，在全球六十多個國家、以及美國的四十個州都部署有

12 譯註：曼哈頓計畫是二戰期間由美國主導，英國和加拿大協助進行的核子武器研發計畫。

人員，目的是保護我們的國家免受傳染病威脅，但他們下令採取行動的能力卻出奇的有限。它提供資金給大部分州立、地方和部落公共衛生部門，也提供資訊和引導，但這些並沒有轉化為指令。（趣味故事：疾病管制中心成立於一九四六年，目的是要防止退伍軍人從二戰帶回的瘧疾在國內傳播。）

柏克斯強調，積極主動的篩檢是邊境管制的準則——三月封鎖邊境後，重新開放邊境的關鍵。這些準則必須以數據為依據。誰遭受了感染？誰生病？誰需要治療？安養院的員工、地方衛生工作人員等都必須定期接受採檢，好在有人住院前就看到感染人數增加的跡象。「例如在髮廊工作的人就得做例行篩檢，」柏克斯告訴我，「並不是我們覺得你會給顧客帶來風險，而是因為你跟大眾有接觸。」這些人就像我們的監測站，我們可以藉此發現病毒潛伏在哪，研究應該如何應變。很可惜的是，白宮從未認可積極採檢的價值。

另一個採檢方面的重大失誤發生在夏天，疾病管制中心在官網上告訴大家，沒有症狀就不需要採檢。差不多也是同一時間，川普總統和包括放射學專家斯科特．阿特拉斯（Scott Atlas）在內的顧問團都認為，沒有必要篩檢無症狀的人，這使得檢測工作再次延宕。白宮的人認為採檢會使確診人數增加，而不是減少。只要放慢採檢速度，我們的新冠肺炎數字看起來就會漂亮一點——這就像穿高領衣遮住脖子上的大腫塊，以逃避面對後果可能不堪設想的事一樣。到了某個時間點，你總得正視它、處理它，否則就是自欺欺人。雷德菲爾德說，從來沒有人明白告知他要減緩採檢。川普曾在奧克拉荷馬州塔爾薩市（Tulsa）的競選活動上告訴聽眾，他拜託他的人「放慢篩檢速度」，因為「採檢人數愈多，確診的人就愈多」，這後來被解釋為是「半開玩笑的」。這些混淆不清的消息到頭來不但沒有幫助，還可能致命。疾病管制中心的指導方針在二十四小時內做了修改，雷德菲爾德表示那是怕被「誤解」。紛亂的消息又給了我們一次重擊。

政治亂局中的混亂消息

白宮在這波大流行應變中，最令雷德菲爾德吃驚的舉動，是要他篡改疾病管制中心最重要、也最富盛名的刊物《每週發病率與死亡率報告》（*Morbidity and Mortality Weekly Report*，簡稱MMWR）。這是一份每週出版的美國流行病學文摘，內容由專業科學家撰寫、疾病管制中心主任審核，是疾病管制中心發表各州公共衛生部門的公衛資訊和建議的主要管道。幾十年來，它一直是我們公共衛生領域很重要的元素，也是醫療專業人員在做決定——包括攸關生死的決定——時，極其重視的出版品。身處疫情之中，這樣的科學報告至關重要，我們需要它來告訴醫生、研究人員和一般大眾，新冠病毒這種病原體如何傳播、以及對什麼人有風險。

雷德菲爾德告訴我，衛生及公共服務部祕書亞歷克斯・阿扎爾（Alex Azar）和他的工作人員聲稱，MMWR的新冠肺炎報告目的是想要攔阻總統競選連任，所以他們或許是收到白宮指示而要求他修改報告，有時則要他們延後發表。這樣的提議不僅沒有道德，還是荒謬的干涉。「他現在可能會否認這件事，但這是事實，」雷德菲爾德提起阿扎爾的脅迫時說道。[13] 雷德菲爾德不願意屈服於壓力——特別是他的名字會出現在這些科學報告上時。MMWR對他而言是神聖不可侵的。某天晚上，在與阿扎爾激烈交談一個多小時後，他正在返家途中時，電話又響了。這次是阿扎爾的律師和幕僚長。他們想要修改MMWR上的一些細節。

「我們認為你應該這麼做，」雷德菲爾德回憶起當時電話那頭傳來的簡短指令。他們又對雷德菲爾德精神折磨了一個小時。他們「徹底凌辱他」，指控他越軌，要他在MMWR寫一篇和報告內容不符的前言。雷德菲爾德告訴他們，疾病管制中心主任不會針對有科學根據和經過證實的報告寫評論，更別說撰寫違反數據和事實、混淆視聽的評論了。雷德菲爾德不願配合他們的要求，拒絕改變編輯原則。對他而言，最重要的是守住自己的底線。經過無止境的纏鬥後，他決定跟這些人劃清界線，並指出他們這麼做是干涉他的專業。如果他們想要一個願意修改MMWR的主任，就另請高明。雷德菲爾德告訴我：「我的生命中終於遇到這一刻，我終於可以說『我受夠了。想開除我嗎？請便！』我跟他們說，『我得告訴你們，我已經錄下這段談話了。』」

他其實沒有錄音，只是牢牢記住交談內容。假裝錄下了這段激烈的對話，是雷德菲爾德不願意就此屈服的折衷作法。（後來阿扎爾在一份聲明中，否認對雷德菲爾德施壓、要他修改報告。）

我問雷德菲爾德：你為什麼不就此放棄呢？就連他的孩子也建議他辭職。他有個兒子是從事移植手術的外科醫生，經常打電話給他，要他辭職，但雷德菲爾德都拒絕

13 For a summary of the main beats to these exchanges from my series of interviews that aired on CNN on March 28, 2021 ("COVID WAR—The Pandemic Doctors Speak Out"), see Sheryl Gay Stolberg, "Covid-19: Birx Lashes Trump's Pandemic Response and Says Deaths Could Have Been 'Decreased Substantially,'" *New York Times*, April 30, 2021, https://www.nytimes.com/live/2021/03/28/world/covid-vaccine-coronavirus-cases. See Dr. Sanjay Gupta, "Autopsy of a Pandemic: 6 Doctors at the Center of the US Covid-19 Response," CNN, March 26, 2021, https://www.cnn.com/2021/03/26/health/covid-war-doctors-sanjay-gupta/index.html. Also see https://edition.cnn.com/health/live-news/covid-pandemic-doctors-cnn-special/index.html.

了。他提醒兒子，多年前他送了一塊寫著「永不放棄」的匾額給他。「上帝讓你送這塊匾額給我是有原因的，」雷德菲爾德說道，「這麼一來我現在就能用這句話回你。」在美國對這波疫情的應變上，政治扮演了不幸的角色，這促使雷德菲爾德出聲呼籲，將疾病管制中心、國家衛生研究中心和食品暨藥物管理局等領導的任期定為七到十年，這樣他們比較不會與單一位總統或政黨一直持相同的政治立場。他以聯邦調查局為例，指出它的局長是由總統提名、參議院同意任命，任期為十年。

當柏克斯從國務院換到白宮，從非洲回來擔任新冠病毒工作小組協調員的時候，她發現周圍有許多「不把疫情當一回事的人」。她知道，接受這份工作對她的職業生涯無異於自殺。儘管如此，她還是想先著手了解文化，試著讓政府的工作更有效率、成效更高。但是她到職時，發現面前一團混亂，就像一隻鳥想在樹上棲息，卻發現這棵樹已經在暴風襲擊下被連根拔起。她幾個晚上沒睡覺，將數據畫成簡單易懂的圖表，說服了川普總統和他的助手宣布禁足兩個星期，以減緩病毒傳播。到了三月底，禁足時間顯然必須再延長三十天，才能有效減緩病毒擴散。柏克斯又熬夜了好幾晚，一邊和佛奇諮詢、一邊繪製小學生就看得懂的圖表給總統看。

那時，川普圈子裡的人已經在擔心封城對經濟造成的影響了。最後說服總統延長封城時間的，或許不是柏克斯詳盡的報告，而很可能是總統開始有朋友因感染新冠病毒死去，讓他對這件事終於有了切身的感受。然而第二次封城後，大概是柏克斯在川普的小圈子裡已經叨擾太久，她被嚴重邊緣化，再也沒有機會直接向總統報告了。「四月，我最後一次跟總統進行簡報時，他給了我一個政策指示，他說，『我們絕對不會讓這個國家再次停擺』，」柏克斯說道。

五月中，行政團隊試圖想要以人為的方式，將部分死亡歸咎於其他原因，他們質疑疾病管制中心的報告，為的就是想把數字壓下來。[14]也因為這樣，在死亡人數的計算上產生了爭議，特別是那些原本身體狀況就足以威脅生命的患者。但即使是患有心臟病的人在感染病毒後很快死亡，奪走生命的還是新冠病毒。你不能掩飾新冠病毒造成的死亡。再舉個例子：一個在醫院接受癌症治療的人因為在院內感染病毒而過世，死亡證明上寫的死因，會是因感染造成的「敗血性休克」。

夏天期間，斯科特・阿特拉斯各種跟疫情控制相關的突發奇想，包括讓感染席捲

14 See Erin Banco and Asawin Suebsaeng, "Team Trump Pushes CDC to Revise Down Its COVID Death Counts," *Daily Beast*, May 13, 2020, https://www.thedailybeast.com/team-trump-pushes-cdc-to-dial-down-covid-death-counts?ref=home.

年輕人等，都和工作小組的其他人背道而馳，情況依舊混亂。阿特拉斯也質疑口罩是否真的有效，這和工作小組釋出的訊息直接衝突。柏克斯發現，總統同時在接收另一組跟她沒有交集的數據，而來源很可能就是阿特拉斯的團隊。他們對數據斷章取義、進行操縱，目的就是要顯示美國的疫情控制做得比歐洲好。白宮釋出的消息已經不再反映有科學根據的事實了。「我們太慢著手控制疫情，太早開放了，」柏克斯在驗屍分析時這麼告訴我。「我們缺乏有效的溝通，傳遞訊息的方式有待改善。跟二十多歲的人和中年人說話時，方式不能一樣；跟住在中西部的人和住在紐約或洛杉磯的人講話時，方式也不能一樣。我們的聯邦訊息不一致。如果你有一百則訊息要告訴民眾，九十九條切中焦點，但一條偏離了，光是這條訊息就足以失去人民的信任，讓大家產生質疑。這是很嚴重的問題。」

柏克斯在與社區大眾見面時，意識到訊息傳遞出了問題。民眾因為誤解重要訊息，進而影響了他們的行為，以及遵守公共衛生措施的意願。舉個例子：疾病管制中心發現，某些位在洛磯山脈的州，九十四%死於新冠肺炎的人有其他潛在的健康問題（合併症）。〔15〕八月底時，到處可見以「疾病管制中心指出，美國九十四%的新冠肺炎死者有潛在的健康問題」為標題的新聞。幾天後，「在美國，死亡的患者只有六%直接死於新冠肺炎」的說法便開始在社交媒體上瘋傳。大家走了心理捷徑，最終產生了錯誤的思維。他們誤以為標題的意思，是大部分新冠肺炎患者其實是死於其他病因，所以就有了不需要配合公共衛生指導的理由，像是沒有潛在健康問題就毋需戴口罩，或是就不用太認真看待這些事。原因不是他們反科學，而是他們誤解數據，搞錯了他們該做的事。也別忘了，許多人有高血壓、體重過重或肥胖症問題卻不自知，或不願意承認。

對這些百分比和風險評估的邏輯謬誤，就好比在說九一一恐怖攻擊事件中，有九十%的死者是死於心臟病、糖尿病和中風一樣。的確，在美國有許多可以預防的慢性疾病，這是我們必須面對的問題。但是在新冠疫情的第一年，我們國家的死亡人數多了五十多萬人（確切數字為522,368人，這是《美國醫學會期刊》給的數字）。〔16〕他們當中有母親、有父親、兒子和女兒，就算他們的身體有其他需要處理的狀況，但他們

15 To see examples of these headlines, see "Fact Check: 94% of Individuals with Additional Causes of Death Still Had COVID-19," by Reuters Staff on September 3, 2020, https://www.reuters.com/article/uk-factcheck-94-percent-covid-among-caus/fact-check-94-of-individuals-with-additional-causes-of-death-still-had-covid-19-idUSKBN25U2IO.

16 See Steven H. Woolf et al., "Excess Deaths From COVID-19 and Other Causes in the US, March 1, 2020, to January 2, 2021," *JAMA* 325, no. 17 (April 2021): 1786–1789, doi: 10.1001/jama.2021.5199.

原本可以活著的，可是現在不在了，而原因只是他們沒有弄懂指導方針背後的數據。誤解使大家輕忽病毒，覺得可以不按指導方針行事。混亂加劇了我們的政治分歧。我們不是團結一致在對付共同的敵人——病毒，而是在互相較勁。但誠如你接下來會發現的，病毒不會挑政黨。它們甚至不會故意找麻煩。它們就只是……做病毒會做的事罷了。

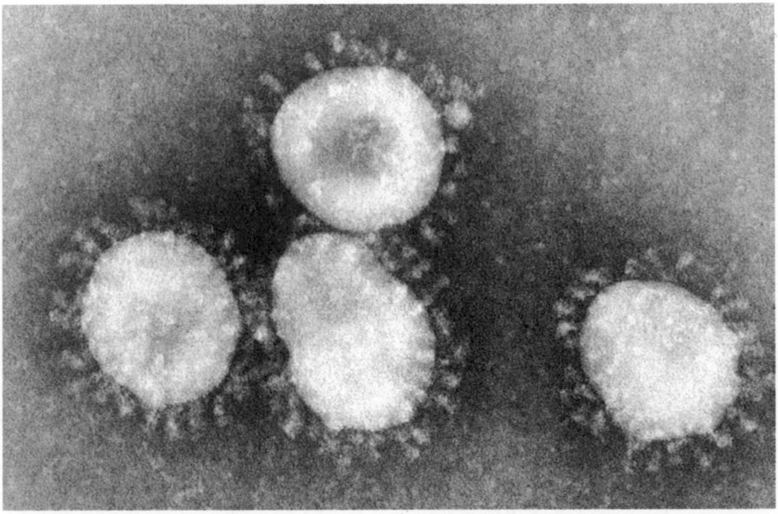

一九七五年，穿透式電子顯微鏡底下的人類冠狀病毒粒子。冠狀病毒內有單股螺旋的RNA。在電子顯微鏡下，病毒因為棘蛋白構造從外鞘突出，讓它看似有個光暈或光環包圍，因而被命名為冠狀病毒。

來源：疾病管制中心（Dr. Fred Murphy And Sylvia Whitfield）

3 蛇——正確認識病毒
Snakes

四月一日愚人節，我多希望得知的消息不是這樣，但這不是玩笑。疫情的影響和威力與日俱增，而我正在將思緒整理成一篇悼詞，為一名親愛的同事和朋友哀悼。詹姆斯・古德里奇（James T. Goodrich）是神經外科界的巨擘，他曾因為執行一項艱鉅而精細的頭部相連連體嬰分離手術，而廣為人知。〔1〕這類分離手術在醫界是極大的挑戰，需要規劃數個月，過程包含幾十個步驟。我非常清楚，因為手術的那二十七個小時，我也在場。這個勇氣可嘉的團隊由四十名醫生、護士組成，他們在古德里奇醫師領導下，為賈登（Jadon）和阿尼亞斯・麥唐納（Anias McDonald）動手術，並允許我的團隊記錄這個偉大的事件。這是古德里奇醫師在漫長的職涯中執行的第七次分離手術。即使

1 See Sanjay Gupta, "Dr. Sanjay Gupta Remembers 'Giant' of Neurosurgery Who Separated Conjoined Twins," CNN, March 31, 2020, https://www.cnn.com/2020/03/31/health/neurosurgeon-goodrich-tribute-conjoined-twins/index.html.

我本身也是神經外科醫生，卻從來沒見過這樣的事。

神經外科的世界很小。在美國只有四千六百名神經外科醫生，所以大家都有機會遇到。第一次見到古德里奇醫生時，我還是個住院醫生，那時候他就已經留著跟聖誕老公一樣的白鬍子，眼裡總是閃爍著光芒。他的笑容帶著淘氣，永遠比別人早一步聽懂笑話。一路走來，我們變得很親近。他喜愛閱讀，不論什麼話題都能侃侃而談，既能為小嬰兒的大腦動複雜程度驚人的手術，又會在假日親手烤餅乾送給護理師。有鑑於他在小兒腦部外科界的地位崇高，我特別喜歡看人們聽到他大學曾經休學，跑去衝浪時吃驚的反應。對我們這些神經外科醫生而言，他真的是世上最有趣的人了。

這就是為什麼，在聽到他於三月三十日星期一凌晨過世時，我會深受打擊。我知道遲早會聽到圈子裡有人因為新冠肺炎去世的消息，但是沒想到會來得這麼快，距離我們宣布大流行才不過幾週而已。我知道病毒不會管你是誰、從事什麼工作，但我還是不敢相信它會帶走一個救人無數的人。這令我覺得特別殘忍和不公平。我曾經問古德里奇醫生，當初他怎麼會想從事顱骨分離手術，不出我所料，他的回答很謙虛。

「如果我真的做足了功課，讀了關於顱骨相連連體嬰的文獻，就不會收他們（當病人）了。因為文獻內容太打擊人了，」他說。於是，帶著一絲無知和諸多理想，他投入了風險極大、技術要求極高，而且攸關兩條人命的手術。過程中，你可能不得不立刻做出相當棘手的決定，選擇拯救雙胞胎中的哪一個。古德里奇在紐約市的愛因斯坦醫學院（Montefiore Einstein）待了三十多年，在那裡，這個「衝浪小子」成了小兒神經外科的主任，以及愛因斯坦醫學院的教授。

我跟大家一樣，都不希望認識的人感染、甚至死於新冠肺炎，但這在古德里奇去世後開始改變了。幾天後，我收到另一個心痛的消息。幾年前鼓勵我環遊世界去尋找藥用大麻的真相，年僅十三歲的夏洛特．菲吉（Charlotte Figi）也染病去世了。[2]我在二〇一三年製作的紀錄片《大麻》（*Weed*）中提到，患有嚴重癲癇的她使用藥用大麻後，情況顯著改善。夏綠蒂是來自科羅拉多州的小前鋒，她的事蹟點燃了整個大麻二酚（CBD）運動。為了擁有完整的生命她拚盡全力，她的人生還有許多值得期待的事，但病毒卻侵入她的身體，奪走了她的生命。當時還是疫情初期，新冠肺炎還不是我最關心的事，廣泛的篩檢也還沒開始。她的母親佩姬（Paige）告訴我，所有醫生都認為，是正在全國擴散的一種新型病毒造成的。我一樣流著淚，為她寫了悼詞。

2 See Mallory Simon and Melissa Dunst Lipman, "Charlotte Figi, the Girl Who Inspired a CBD Movement, Has Died at Age 13," CNN, April 9, 2020, https://www.cnn.com/2020/04/08/health/charlotte-figi-cbd-marijuana-dies/index.html.

等疫情正式結束，將有數百萬個像詹姆斯和夏綠蒂這樣的男女老少，故事流傳下來，伴隨著眼淚和止不住的悲傷。十月二十四日，美國人接種疫苗的第一天，我不禁想起這些逝去的靈魂。怎麼能不呢？那天是我們訂為結束的開始。要是詹姆斯、夏綠蒂，還有其他無數的人可以躲過病毒，堅持到我們找到解決方法的這一天就好了。

病毒

病毒的英文*virus*有個有趣的起源。它的原意是「蛇的毒液」，源自拉丁文的「黏液」或「毒藥」。[3]但事實上這項命名是個錯誤，因為並非所有病毒都是有害、會破壞身體或導致死亡的。事實上，病毒有存在的必要。我再說一次：病毒有存在的必要。我知道這令人難以置信，因為這個由一小段基因物質組成的冠狀病毒重創了我們的世界。但病毒的確是地球上主要的生命形態。幾千年來，它們對我們的存在以及演化扮演著重要的角色，並且對我們在動物界和植物界的朋友貢獻良多。以乳牛為例，病毒能將草裡的纖維轉換成糖，提供牛隻能量，促進牠們分泌乳汁。

這場疫情中，我們很努力在避開某種病毒，但就在你讀這本書和呼吸時，病毒也在你不知情的狀況下進入你的體內，而且是每天有成千上萬個進入。它們在海洋中繁衍興旺，最新統計指出，從北極到南極，以及在海平面到一萬三千英尺深處，共有將近二十萬種病毒種群。〔4〕下次你吞了口海水時想想這件事；你吞下的病毒數量跟北美洲人口一樣多。〔5〕我們體內也有許多病毒繁衍，它們覆蓋在消化道等器官組織上，扮演著重要角色，例如破壞會致病的細菌。我們知道的「噬菌體」，就是專門感染細菌的病毒，它們存在於我們的鼻子、嘴巴和腸道內的粘膜，像是擔負保衛重責的軍人。你或許聽過「人類微生物組」（human microbiome）——這是指以共生關係存在我們體內和身體表面的所有微生物。包含細菌、病毒和真菌在內的這些與我們共生的有機體，

3 Plenty of online destinations can provide you with a basic course on viruses, from where they come from and their history to their biology, how they behave and act differently. I recommend checking out papers published by the National Center for Biotechnology Information, which is part of the United States National Library of Medicine, a branch of the National Institutes of Health (https://www.ncbi.nlm.nih.gov/). Sal Khan maintains a terrific set of videos you can also watch as part of his Khan Academy (https://www.khanacademy.org/).

4 SeeAnnC.Gregoryetal., "MarineDNAViralMacro-andMicrodiversity from Pole to Pole," *Cell* 177, no. 5 (May 2019): 1109–1123.e14, doi: 10.1016/j.cell.2019.03.040. Epub 2019 Apr 25.

5 See Jonathan Lambert, "Scientists Discover Nearly 200,000 Kinds of Ocean Viruses," *Abstractions* (blog), *Quanta Magazine*, April 25, 2019,

數百萬年來一直跟著我們一起演化，對我們的生存貢獻良多。其中細菌的數量最多，它們對人類健康（尤其是新陳代謝和免疫力）的益處，是醫學上重要的研究領域。病毒庫（或稱病毒組〔virome〕）同樣是我們的終生伴侶，解開病毒對我們的助益將是下一個醫學重點。總之，我們的微生物組還有許多功能有待我們以科學方法去解開（第二部有更多討論）。

世界著名的病毒獵人內森・沃爾夫博士（Nathan Wolfe），是預見新冠肺炎將會來襲的人之一，他在幾年前就警告說，我們的世界沒有做好面對大流行病的準備。他癡迷於「生物界的暗物質」（biological dark matter）。據他表示，存在我們鼻子裡的遺傳物質，只有不到二十％是我們可以完全識別的，腸道裡的遺傳物質也有多達五十％是「不明生物」。〔6〕我一直以為「不明生物」這個詞是用來描述外星生命，而不是我體內的有機體。我在第二部會再提到沃爾夫，以及他為政府和私人企業評估和控制生物威脅所創辦的Metabiota。早在二〇一八年，他便設計了一個別出心裁的保單，提供大型企業因疫情造成龐大財物損失時的保障。不過沒有人買帳。〔7〕

我們的基因組中病毒的遺傳物質數量，是我們自身基因的四倍。而我們的DNA中，做為蛋白質編碼（基因）的只占了二％。我們能讀、能寫、能記憶，要歸功於許多古老的病毒。我的意思不是說你體內的病毒是大腦的管家，正在幫助你閱讀這個句子，而是說從宏觀的角度來看，人類在整個演化過程中不斷與病毒相遇，不管在分子層級還是遺傳層級，病毒都已經成了我們的一部分，在我們的認知技能和能力發展上扮演著重要角色。畢竟它們也都是資訊。它們塑造我們的DNA，做為對遺傳有利的寄生物，賦予我們更好的思考能力、記憶力，甚至免疫力。就像我前面提的，哺乳類動物的病毒能協助抵禦有害的細菌，具有抗癌作用。在我們的演化過程中，還有幾次病毒基因被整合進人體基因的情形，像是轉錄病毒的 **syncytin-1** 基因（又稱 *enverin*）就是個與胎盤形成有關的重要蛋白質編碼。從某個角度來看，我們之所以具有生育能力，也要歸功於古老的病毒。

我們不知道全世界共有多少種病毒，但應該會是數以「兆」計。在我們已知的幾十萬種病毒中，已命名的還不到七千種，有能力感染人類的大約兩百五十種，當中包

6 See Nathan Wolfe, "What's Left to Explore?" TED2012, https://www.ted.com/talks/nathan_wolfe_what_s_left_to_explore/transcript ?language=en. Also see his book *The Viral Storm: The Dawn of a New Pandemic Age* (New York: Times Books, 2011).

7 See Evan Ratliff, "We Can Protect the Economy from Pandemics. Why Didn't We?" *Wired*, June 16, 2020, https://www.wired.com/story/nathan-wolfe-global-economic-fallout-pandemic-insurance/.

含冠狀病毒。但我們不是病毒唯一的目標，細菌才是它們的主要感染對象，不過它們也感染動物和植物，從豆類到黑莓、蜱和蚊子、馬鈴薯和香蕉，乃至貓、狗和鳥類等等。我們不知道病毒最初是從哪來的。它們究竟是在活細胞之前還是之後出現在地球上的？對此，科學家還沒有定論。

第一個已知有科學紀錄的病毒感染對象，並不是人類，而是菸草。遭感染的菸草葉會出現暗綠、黃色和灰色斑駁。一八五七年，荷蘭農人指出，某種疾病摧毀了他們八成的農作物。它的擴散能力非常強，光是碰過生病植物的水管就能感染下一株植物。馬丁努斯・拜耶林克（Martinus Beijerinck）是極具遠見的微生物學家和植物學家，他一直認為感染源是某種和細菌或黴菌截然不同的東西，並稱它為「具有感染力的活液體」（*contagium vivum fluidum*），因為他發現這個病原體能通過阻擋細菌的濾網，性質幾乎跟液體一樣。〔8〕最後，拜耶林克用 *virus* 這個原意為「毒液」的拉丁字為這個新種病原體命名，使得它很不幸的跟「毒液」扯上關係。如果它能通過用來攔截細菌的過濾器，代表拜耶林克面對的不是細菌，而是比細菌小得多的東西。但是拜耶林克最後並沒有完整解開病毒的故事，也沒有機會一睹它們的模樣。儘管他誤以為病毒是一種液體，但他確實抓到了重點。

人們認為拜耶林克是個孤僻、難相處的人，他不給人拍照、經常辱罵學生，從來沒交過女朋友，也沒有結婚，因為他認為婚姻會影響工作。但他是個觀察力敏銳的科學開路先鋒。或許他的個性未能為他加分，但他確實收穫了實驗室裡的成就。一直到七十九歲癌症奪走他的性命前，他都在實驗室裡從事研究。他被視為將微生物學變成重要研究領域的推手。在大部分的大學尚未將微生物學單獨列為一門學科前，他就成立了「代爾夫特微生物學院」(Delft School of Microbiology)，這個學院是現在眾多相關科系和研究機構的鼻祖。

荷蘭農業實驗站所在的瓦赫寧恩市（Wageningen）就在代爾夫特的東邊，曾在這裡擔任負責人的植物病理學家阿道夫・梅耶（Adolf Mayer）早在一八七九年，便開始研究菸草枯萎的現象，並將它命名為「菸草嵌紋病」(mosaic disease of tobacco)。病菌理論——也就是我們現在所知病原體會使我們生病的想法——當時還在緩慢發展，關於病毒的概念要再過一段時間才會為人們接受，我們也才會了解它的生物學背景。德國病理學家，同時也是現代細菌學的主要創始者羅伯特・科霍（Robert Koch）在一八八二年

8 See Neeraja Sankaran, "On the Historical Significance of Beijerinck and His Contagium Vivum Fluidum for Modern Virology," *History and Philosophy of the Life Sciences* 40, no. 3 (July 2018): 41, doi: 10.1007/s40656-018-0206-1.

發現導致肺結核的罪魁禍首後，訂了一個簡單的指引，將這些病菌和它們引起的疾病做因果連結。這個指引後來稱為「科霍氏法則」（Koch's postulate），科學家用它來辨識細菌在疾病中扮演的角色：這種細菌必須存在每一個患者身上；該病菌必須可以從寄主身上分離出來，並在培養皿中培養；健康個體接觸到培養出的純病菌會染上相同的疾病；最後，必須在這名受感染的宿主身上分離出相同的細菌。〔9〕（我再補充一下：只有不到一%的細菌會導致人類生病。）

梅耶做了實驗，來確認這種不明微生物是否符合科霍氏法則，但事情不太對勁。梅耶為尋找菸草嵌紋病病因所做的每一輪病菌分離和重新感染，都失敗了。他可以證明生病的菸草葉汁液會感染健康的葉子，但沒辦法將這個病菌做純種培養，也沒辦法在顯微鏡下找到這個敵人。這是一種看不見的感染源。

病毒和細菌不同，細菌可以在一般光學顯微鏡下觀察到，但是病毒不行，這件事讓它們顯得抽象、難以置信、捉摸不透，而且近乎幻想。一九二九年，美國生物學家法蘭西斯・霍姆斯（Francis Holmes）利用菸草嵌紋病發展出一套方法，證明病毒是一種粒子，而且濃度愈高，作用力愈強。從本質上看，他的實驗即便沒有影像，在某個程度上也算是「讓病毒變得可見」了。直到一九三一年電子顯微鏡問世，美國生物化學家及病毒學家溫德爾・梅雷迪思・斯坦利（Wendell Meredith Stanley）才得以一睹病毒的模樣。他製造了能夠在X光下「見到」的病毒結晶體樣本，還因此獲得一九四六年的諾貝爾化學獎。〔10〕一九四一年，強力的穿透式電子顯微鏡發明後，我們才得到第一張清晰的菸草嵌紋病毒照片，照片中病毒呈細長的桿狀。（繼發現DNA雙股螺旋的貢獻後，羅莎琳・富蘭克林〔Rosalind Franklin〕又在一九五五年時，留下了最清晰的菸草嵌紋病毒X光繞射照片。）〔11〕

影像證據成了科學上的轉捩點，原本懷疑病毒、提出質問的人都安靜了下來。影像中的病毒構造非常簡單，只有遺傳物質和包裹它的固體蛋白質外殼（在新冠病毒則是脂質構造的球形外殼，所以很容易被肥皂破壞）。雖然細菌和病毒都很小，小到必須用顯微鏡才看得到，但是微生物學家會告訴你，它們完全不一樣，就像長頸鹿與金

9 For a review of Koch’s postulates, see the entry “Koch’s postulates” at ScienceDirect.com, https://www.sciencedirect.com/topics/medicine-and-dentistry/kochs-postulates.

10 See Stanley’s entry at the Nobel Prize organization’s website at https://www.nobelprize.org/prizes/chemistry/1946/stanley/facts/.

11 See Theresa Machemer, “How a Few Sick Tobacco Plants Led Scientists to Unravel the Truth About Viruses,” Smithsonian Magazine, March 24, 2020, https://www.smithsonianmag.com/science-nature/what-are-viruses-history-tobacco-mosaic-disease-180974480/.

魚那樣不同。細菌複雜得多，它們是單細胞生物，外層有堅韌的細胞壁，裡面則像裝滿液體、可以擠壓的沙灘球。最重要的是細菌能自行複製，它們存在地球上大約三十五億年了。病毒要比細菌小得多，而且必須依附在寄主細胞才能進行複製。你沒辦法殺死病毒，因為它們並不是真的活著的東西，它們是微生物界中的殭屍。

究竟我們該不該稱病毒為「微生物」至今仍有爭議。它們無法獨立生存、不具任何細胞，也無法執行動物或植物之所以被稱為「生物」的任何生理作用，像是進食、呼吸、繁殖，甚至死亡。它們更像是需要機器來運作的數據，必須藉助宿主來複製和繁衍。它們好比一袋袋的密碼，有時被稱為「具有殼體編碼的有機體」(capsid-encoding organism)，諷刺的是，簡稱就叫CEO。它們不會成長或移動，必須藉助我們來傳播。我們就像一部巨型電腦，被利用來執行它們的軟體程式。至於新冠病毒則像凶殘的電腦病毒——不但奪走了我們的控制權，還讓系統反過來加害我們的惡意病毒。

SARS的後代

人類的演化緩慢而穩定。我們的基因組花了長達八百萬年，才演化了百分之一。

但是問問想要感染你的病毒，它為了適應環境進行改造，需要花多長時間？它會回答你：大概一天吧。病毒的改變就跟天氣一樣。許多感染動物的病毒，包括新冠病毒在內，只需要幾天就能演化超過百分之一。冠狀病毒裡只有一條單股的RNA分子，累積突變的速率比人類的DNA快了一百萬倍以上。它們的構造精簡、小巧靈活，反觀我們人類則是複雜龐大，而且經常很笨拙。

想要了解DNA和RNA有何不同的人，我在這裡做個最簡單的解釋。兩者都是生物體中攜帶遺傳訊息、維持生命的重要物質，但它們的構造不完全相同。RNA是單鏈的，就像一條緞帶，而DNA是雙鏈的，所以比較牢固穩定。DNA的樣子像旋轉的梯子，就是你記憶中高中生物課本裡的圖片。它們的成分也不一樣。核苷酸是RNA與DNA的結構單位，但RNA的核苷酸含的是核糖，DNA的核苷酸含的則是去氧核糖。每個研究它們的科學家都知道，尿嘧啶（uracil）是RNA特有的，而胸腺嘧啶（thymine）只存在DNA中（別緊張，我們沒有要考試）。總之，重點是兩者是生命藍圖上的夥伴，它們的主要工作是生產蛋白質，而蛋白質是維持地球上的生命最關鍵的物質。〔12〕

在大多數生物體中，DNA的功用在建立和儲存生物體的遺傳訊息，同時將這些珍貴的密碼傳給下一代；而RNA主要的功用，則在遞送合成蛋白質時所需的遺傳密碼。蛋白質的工作很吃重，所有組織器官的結構、功能和調節都仰賴它來進行。簡單的說，細胞的生存和健康，都必須藉由蛋白質驅動的化學反應來維持。DNA大多存在細胞的細胞核中，RNA則位於周圍的細胞質內。一直到不久前，RNA都被認為僅僅是DNA和蛋白質間的信息傳遞者，但事實上它的功用不只這樣。由於RNA跟蛋白質一樣能驅動化學反應，也跟DNA一樣可以攜帶遺傳訊息，因此大部分科學家認為，我們所知的生命很可能是從RNA（而不是DNA或蛋白質）開始的。很可能在RNA和病毒存在了很長一段時間後，DNA才開始出現於地球生命的故事或回憶錄裡。〔12〕

由於病毒的RNA突變率遠高於DNA，所以在我們的免疫系統防禦下，依舊有很好的生存能力——它們能迅速變身或改造棘蛋白，以便跟人體受器緊密結合，進到我們的細胞。新冠病毒就是這樣，這也是為什麼我們會聽到這麼多關於變異株的消息——突變後的新冠病毒變異株可能更具傳染力，或擁有更高的致死率。源自動物的病毒能藉由突變從動物（例如蝙蝠）跳到人類身上，我們稱為這樣的病毒為「人畜共通病毒」。

當今感染人類的新傳染病中，有四分之一源自動物。過去這三十年，至少出現了三十種新的傳染病，包括SARS、中東呼吸症候群，以及現在的新冠肺炎；它們使數億人的健康遭受威脅。更驚人的是，聯合國的報告指出，每四個月就有一種感染人類的新傳染病誕生。〔13〕背後的原因很多，但主要還是氣候變遷、人口成長、微生物的遺傳適應、國際貿易和旅遊，以及土地利用改變的共同影響。

罕見傳染疾病，例如伊波拉出血熱爆發時，通常會登上新聞頭條，但更麻煩的其實是那些透過呼吸、說話、耳語、親吻、握手、擁抱或唱歌，很輕易就能散播的病毒。有鑑於它們演化的速度比我們快許多，我們的天然免疫力很難跟得上它們的腳步。既然我們跟病毒在自然環境下接觸的機會愈來愈多，就必須採取其他策略，更有技巧的對付它們。而疫苗就是強而有力的反擊手段。

12 For everything you want to know about the genetic codes to life, see Walter Isaacson's book *The Code Breaker: Jennifer Doudna, Gene Editing, and the Future of the Human Race* (New York: Simon & Schuster, 2021).

13 See *Coronaviruses: Are They Here to Stay?* News report from the United Nations Environment Program, April 3, 2020, https://www.unep.org/news-and-stories/story/coronaviruses-are-they-here-stay. Also access the UN's *Frontiers 2016 Report: Emerging Issues of Environmental Concern* at https://environmentlive.unep.org/media/docs/assessments/UNEP_Frontiers_2016_report_emerging_issues_of_environmental_concern.pdf

現代流行病和過去幾個世紀的流行病一個很大的區別，在於它們的來源林林總總。此前幾千年，我們的傳染病大多來自飼養的牲畜，如豬、禽、牛等。一般感冒的來源是駱駝；流感病毒如H1N1和H5N1，則多從豬和禽類而來。但是現在，我們的流行病源自和野生動物親密接觸。在中非和西非，伊波拉病毒一再從蝙蝠跳到靈長類和人類。在沙烏地阿拉伯，中東呼吸症候群從蝙蝠跳到了駱駝，再跳到人類。在美國，維吉尼亞州的一個靈長類研究中心因為進口獼猴，於一九八九年爆發伊波拉疫情；中西部則因為從西非的迦納（Ghana）進口囓齒動物，於二〇〇三年爆發了猴痘疫情。〔14〕當時伊利諾伊州的一家商店，讓這些生病的嚙齒動物和販售來當寵物的土撥鼠同處一室，因而傳染給人類。新型冠狀病毒的基因組和某個蝙蝠病毒相似度高達九十六%，我們不知道這個蝙蝠病毒突變到能傳染人類花了多久。或許在過程中，這個病毒還搭了另一種動物（例如穿山甲或果子狸）的便車，才抵達人類細胞。

我擔任記者時，曾前去東南亞和中國的疫情爆發中心，這些地方一直被視為傳染病興起的熱點。從貧窮、人口密度高，到耕種方式改變，以及與野生動物近距離接觸等，都是原因。

與鳥類接觸已經成了疾病爆發的重要因素。世界上沒有哪個地方像中國一樣，有這麼多人和這麼多鳥類如此密切的近距離接觸。請任一名傳染病專家預測下一個流行病會在哪裡爆發，他們會異口同聲的說，是中國。上個世紀的兩次流感疫情，分別發生於一九五七年和一九六八年，它們都源自中國，起因都是禽流感病毒演化，成了能輕易在人類傳播的病毒。中國是現代病原體的溫床。中國的農場上，人和牲畜住得很近，加上多種物種雜居，共用的飲水和餐具，以及血液、唾液和糞便與其他分泌物的空中飛沫，都為疾病營造了絕佳的傳播環境，於是大家都染上了病菌。豬感染了禽流感病毒和人類流感病毒，成了名副其實的大熔爐，所有基因成分混在一起，製造出了致命的新病毒株。人們喜歡吃現宰的肉，在活體動物市場裡，動物被關在擁擠的籠子裡，顧客購買後由店家現場宰殺，這讓人們有大量與這些突變病毒接觸的機會。你找不到比這裡更適合疾病擴散的地方了。這是個病菌的狂歡派對。

二〇一九年，新冠病毒首度被辨識出來時，某個婦人喝蝙蝠湯的影片在網路上瘋傳，引發中國人喝蝙蝠湯導致疫情的謠言，開始了一連串錯誤訊息。（事後證實，這段影片是二〇一六年在帛琉拍的，影片中的女子是旅遊節目主持人。）但可以確定的

14 The Centers for Disease Control and Prevention keeps records of these events on its site at www.cdc.gov.

是，蝙蝠確實是新病毒的主要宿主，而且蝙蝠為數眾多。蝙蝠占地球上哺乳類總數的四分之一，嚙齒動物更占了哺乳類總數的一半[15]，因此人畜共通傳染病最常見的源頭，就是蝙蝠和嚙齒動物，其中又以蝙蝠占大多數。牠們攜帶了六十多種能感染人類的病毒，包括伊波拉病毒和狂犬病病毒。牠們也是罕見但可怕的馬堡病毒（Marburg）、立百病毒（Nipah）和亨德拉病毒（Hendra）的天然宿主，曾在非洲、馬來西亞、孟加拉和澳洲造成人類感染，引發疫情。為什麼蝙蝠攜帶的人類病原體比其他動物多呢？因為蝙蝠和我們一樣非常社會化，喜歡挨在一起生活，給了病毒許多傳播機會。牠們經常一大個群落居住在洞穴裡，擁擠的環境是散播病毒最理想的場所。這樣的洞穴在東南亞和中國特別多。

除此之外，飛行能力亦大大拓展了牠們的傳染範圍，還能協助牠們適應病毒，不受病毒影響。飛行的生理需求增強了牠們的免疫系統，幫助牠們不受所攜帶的病毒侵襲，還可以提升其新陳代謝，讓牠們的核心體溫升高達攝氏三十八度左右。這代表蝙蝠經常處於人類認為發燒的狀態。研究人員認為，這可能是一種有利蝙蝠抵禦病毒感染的機制。因此，這些有翅膀的哺乳類動物身上經常帶著病菌，但自身健康卻不受影響。（你可能會想，如果蝙蝠身上有這麼多可怕的病原體，為什麼不乾脆把牠們都消滅掉。事情沒這麼簡單。牠們在全球生態中扮演著重要角色：牠們為植物授粉、為世界清除了許多害蟲。此外，牠們還是我們用來研究健康老化、癌症預防、疾病抵禦、仿生工程、生態系功能和適應性演化的絕佳對象。）

由於人類還沒有發展出具有同等效力的生物技術，來擺脫這些強大的病毒，以致像新冠病毒這種以人類為對象的病菌破壞力驚人。一個人死於感染時，直接的死因往往是自身的發炎反應，而不是入侵的病菌本身。是友軍誤殺的結果。許多死於新冠肺炎的患者就是這樣。病毒朝免疫系統點了把一發不可收拾的致命火焰，我們稱之為「免疫風暴」（cytokine storm），對器官和組織造成了持久的傷害。有些染上新冠肺炎的人在身體清除病毒的幾個月後，依舊無法擺脫新冠肺炎的症狀，很可能也跟免疫風暴有關。就像一場肇事逃逸事故，病毒侵入身體打亂其機制和原有的平衡，留下永久傷害後，便離開去尋找新宿主了。

冠狀病毒是一群病毒的總稱，它們的球形表面上有突出的棘蛋白，看起來華麗有如皇冠，因而稱為冠狀病毒。雖然直到一九六八年科學家才將它們分離出來，在

15 See Vikram Misra, "Bats and Viruses," *Lancet Infectious Diseases* 20, no. 12 (December 2020): P1380, doi: 10.1016/S1473-3099(20)30743-X.

電子顯微鏡下觀察到，但是它們在地球上已存在數億年，遠比人類長久。[16]第一個關於冠狀病毒的案例報告出現在一九一二年，當時德國獸醫在診斷一隻發燒、腹部嚴重腫脹的貓時，產生了爭議。他們不知道這隻貓怎麼了，更不知道這冠狀病毒還會引起雞的氣管炎和豬的腸道疾病，在不到兩週大的小豬致死率幾乎是百分之百。有害、會致病的冠狀病毒與人類等動物間的關係，直到一九六〇年代晚期都還是個謎。有些冠狀病毒只會引起相對溫和的一般感冒，有些則會突變成毒性更強的變異株，就像在二〇〇〇年代初期很快便控制下來的SARS冠狀病毒。事實上，在SARS疫情爆發前，我們並不知道冠狀病毒會對人類有這麼嚴重的致命力，當時的致死率十一％，六十五歲以上的感染者有一半死亡。

SARS也是我們必須認真思考襲捲全球的新冠病毒有可能是源自實驗室、而非中國市場的理由之一。原因如下。二〇〇四年，SARS在只有八〇九八個確診案例，以及七七四個已知死亡案例後便被控制下來了。[17]之後《華爾街日報》發表過一篇講意外事故導致SARS小規模復發的報導。[18]雖然這個病毒來自自然界，然後由蝙蝠直接、或是透過像在中國市場販賣的果子狸之類的動物間接感染人類，但它仍有可能是從實驗室洩出的。在新加坡和台灣，都曾發生實驗室洩出SARS冠狀病毒的事故，北京也有過兩次，那新冠病毒呢？

「實驗室洩出」理論

孟天行對「實驗室洩出」理論深信不移。他一直在記錄一些驚人的事實，想要證明新冠病毒是從武漢病毒研究中心洩出的。〔19〕孟天行和我曾在柯林頓執政時期的白宮共事，身兼數職的他是中國地域政治專家，擁有牛津大學博士學位、哈佛法學院法學博士學位，同時是布朗大學Phi Beta Kappa學術榮譽學會的畢業生；他的資歷很長，擁有各種豐功偉業。此外他還是傑出的三鐵運動員，是個閒不下來的人。他曾任職美

16 Numerous studies and articles have been published on the history and nature of coronaviruses. For an easy read see David Cyranoski, "Profile of a Killer: The Complex Biology Powering the Coronavirus Pandemic," *Nature* 581 (2020): 22–26, https://www.nature.com/articles/d41586-020-01315-7, doi: 10.1038/d41586-020-01315-7.

17 See James W. LeDuc and M. Anita Barry, "SARS, the First Pandemic of the 21st Century," *Emerging Infectious Diseases* 10, no. 11 (November 2004): e26, doi: 10.3201/eid1011.040797_02.

18 See Matthew Pottinger, "Return of SARS Sparks Concerns About Lab Safety," *Wall Street Journal*, April 26, 2004, https://www.wsj.com/articles/SB108288239686992644.

19 See https://jamiemetzl.com/.

國國家安全委員會、國務院和參議院的外交關係委員會，以及聯合國在柬埔寨的人權官員。二〇一九年，他獲任命為世界衛生組織人類基因組編輯諮詢委員會的專家。同時，他還是國際事務領域智庫「大西洋理事會」（Atlantic Council）的技術和國家安全資深研究員。他對中國及他們玩弄病毒的把戲略知一二，認為有高達百分之八十五的機率，這次疫情是武漢病毒研究中心病毒外洩造成的。他是華府第一個提出新型冠狀病毒可能是武漢實驗室洩出的人，現在他想要讓大家把這個實驗室洩出的假設視為一種可能，而不是陰謀論。

武漢位於中國中部，人口多達一千一百萬人，在中國城市中排名第九。（上海有兩千六百萬人，北京有兩千兩百萬人）。新冠肺炎爆發前，你可能從來沒聽過這個地方，但它在科學界受到關注已經有一段時間，因為中國首座第四級生物安全實驗室就位於武漢。這是生物安全的最高級別，專門保留給那些研究最恐怖（傳染力強、致死率又高）的生物的實驗室。它們也是研究外星物質的場所。實驗室人員必須穿著正壓服，他們穿戴過和碰觸過的東西都必須消毒（就和你在電影上看到的一樣）。離開實驗室時，必須穿過化學淋浴，而且在這些實驗室裡，找不到任何可能不小心割壞手套或實驗袍的尖銳物品。那些可能引起大流行病的生物體（像是蝙蝠冠狀病毒）的研究，就是在這樣的地方進行，而這間實驗室正是以從事蝙蝠冠狀病毒研究著稱。規定雖然如此，但實驗室也承認，在疫情爆發前，有些類似SARS的病毒研究是在安全性較低的第三級、甚至第二級生物安全實驗室進行的。

有一點要澄清，孟天行的意思並不是這個病毒是某個瘋狂科學家想發明生化武器，所以利用基因工程或基因改造刻意製造出來的。他認為這個病毒有可能是純天然的，然後在隨機狀況下從野生動物跳到人類身上，但他認為我們應該針對實驗室洩出理論徹底調查。他相信新冠病毒很有可能是源於自然界，但經過培育後，感染人類的能力變強了。川普時期的疾病管制中心主任鮑伯・雷德菲爾德醫生也這麼認為。「實驗室裡的工作人員被呼吸道病原體感染的情形並不罕見，」他告訴我，「想像一下，如果這個人是無症狀的感染者，甚至不知道自己遭受感染了呢？」這意味著一名無症狀患者很可能只是疫情的冰山一角。

雷德菲爾德認為，一個病毒藉蝙蝠或果子狸之類的動物直接感染人類後，「立刻成為人類有史以來傳染力最強的病毒之一」這種事雖然不是絕不可能，但實在教人難以置信。他向我解釋，一個病原體從某個野生動物跳到某個人身上，接著立刻以驚人的效率在人與人之間傳播，這並不符合生物學。病原體得花上一段時間，才能發展出這種程度的適應性或能力。它們會先跌跌撞撞一陣子，等到累積足夠實力後，才開始在人類宿主身上發揮。和孟天行一樣，雷德菲爾德也認為比較能讓人信服的，是這個病毒已經在實驗室裡經過研究與調教了，它已經跟人類細胞交手過、訓練出超級適應力，然後不小心釋到外界。「在實驗室裡，我們大多會想辦法讓病毒長得好再更好、再更好、再更好、再更好，這樣才好研究它、拿它來進行實驗。」雷德菲爾德解釋道。我們稱這個作法為「功能獲得型研究」(gain-of-function research)——在培養皿或其他動物體內培養並改造微生物，讓它們擁有更強的傳染力。為什麼要對病原體做這些訓練，讓它們的傳染力或毒性變強呢？這是為了領先病毒——或說領先大自然一步。在自然界中，病毒不會想要變得太致命，因為殺死宿主代表它們也會跟著「死掉」。這麼一來它們就無法進行複製，等於死路一條。為了生存和繁殖，它們會退化成弱一些的病毒。所以當一種病毒擁有獨特優勢，以高效力感染愈來愈多的人時，我們不禁要想：它這特異功能是怎麼來的？

「這是我理出來的結果，」雷德菲爾德結論道。他知道自己現在雖然是平民百姓，可以發表自己的看法，但他畢竟也是掌握了原始數據和情報收集的前疾病管制中心主任，所以他的看法不算一般百姓的看法。就連在武漢的中國科學家，也早在二〇二〇年一月就有過疑慮，兩名來自不同大學的科學家提出了一個很好的問題：在大部分蝙蝠都在冬眠的寒冬，一個新型冠狀病毒怎麼會在大城市出現，還讓一個沒有販賣蝙蝠的市場成了疫情爆發的中心？他們的論文最終指向當地兩間研究蝙蝠冠狀病毒的實驗室，但這篇論文在網路上短暫出現後便消失了。我們永遠不會知道，還有多少這樣的論文以及科學家和記者在中國消失了。

二〇二一年一月，世界衛生組織帶領一個國際科學家小組前往武漢，想要找尋這波大流行的起源。但是經過了一整年，許多證據都已經不在了，當時被認為是關鍵的海鮮市場，也在清理過後封閉。這是一場中國政府主導控制，精心策劃且全程有人陪同的實地勘查，最後的結論只引發了更多問題。他們是不是已經在實驗室裡操作這個冠狀病毒一陣子，甚至開始研究如何以人類細胞的受器做為它們的標的了？對此，我們可以從已經發表的報告和研究紀錄找到答案。〔20〕這個研究中心是蝙蝠新冠病毒研究的世界領導者，擁有最豐富的病毒株收藏，但它也有過未符合安全標準的歷史。全球最大的突發事件就發生在它的後院。實驗室主任石正麗曾發表論文提到他們能操控蝙蝠冠狀病毒，讓它們對人類更具傳染力。〔21〕由於長期在蝙蝠洞裡尋找冠狀病毒做研究，石正麗獲得了「蝙蝠女俠」的稱號，她和同僚崔杰，正是發現SARS冠狀病毒可能來自群居中國雲南某個蝙蝠洞裡的菊頭蝠的人。在一篇於二〇一七年發表的論文中，他們警告大家「隨時可能爆發另一場致命的SARS疫情」。〔22〕

另一個很諷刺的預言，是石正麗在二〇一〇年發表的一篇論文，內容描述致命病毒經由受感染的嚙齒動物，從某中國實驗室洩出的情形。論文標題為「中國雲南省實驗室大鼠引爆漢他病毒疫情」，內容提到二〇〇三年，昆明某大學因為實驗室外洩事故，引發致命的漢他病毒疫情，患者出現了發燒和腎衰竭等症狀。〔23〕在公開採訪中石正麗也提到，得知這次大流行的病原體是新冠病毒時，她想過會不會是從她的實驗室來的。〔24〕有一點要澄清，石正麗研究這些病毒並操控它們的功能，不一定有不好的意圖。科學家向來就是藉由這麼做，來研究病毒傳染和複製背後的生物機制，並且找出病毒發生突變的時間點，預先研發疫苗，好讓社區監控更加周全。但很顯然的，這當中的界線不是那麼清楚。

孟天行對二〇二一年的調查頗有微詞，他拿當初讓蘇聯政府共同參與調查車諾比事件，來和讓中國自己收集數據交給世界衛生組織相比〔25〕，也引用電影《北非諜影》（*Casablanca*）中亨弗萊．鮑嘉（Humphrey Bogart）的台詞：「世上有那麼多城鎮，城鎮中有那麼多酒店……為什麼偏偏是武漢呢？」孟天行提出了三個幾乎都沒能出現在媒體上的事實。第一：二〇一二年，雲南省某個有蝙蝠出沒的銅礦坑，有六名礦工感染了某種蝙蝠冠狀病毒。他們的症狀和新冠肺炎完全一樣，最後有三個人死亡。第二：這些礦工的病毒採檢被送到了武漢研究中心——中國唯一的第四級生物安全實驗室，

20 See Ben Hu et al., "Discovery of a Rich Gene Pool of Bat SARS-related Coronaviruses Provides New Insights into the Origin of SARS Coronavirus," *PLoS Pathogens* 13, no. 11 (November 2017): e1006698, doi: 10.1371/journal.ppat.1006698. Also see V. Menachery et al., "A SARS-like Cluster of Circulating Bat Coronaviruses Shows Potential for Human Emergence," *Nature Medicine* 21 (2015): 1508–1513, doi: 10.1038/nm.3985.

21 See Shi Zhengli et al., "Bat Coronaviruses in China," *Viruses* 11, no. 3(March 2019): 210, doi: 10.3390/v11030210. Also see Jie Cui, Fang Li, and Shi Zhengli, "Origin and Evolution of Pathogenic Coronaviruses," *Nature Reviews Microbiology* 17 (2019): 181–192, doi: 10.1038/s41579-018-0118-9.

22 Hu et al., "Discovery of a Rich Gene Pool of Bat SARS-related Coronaviruses Provides New Insights into the Origin of SARS Coronavirus."

23 See Shi Zhengli et al., "Hant a virus Outbreak Associated with Laboratory Rats in Yunnan, China," *Infection, Genetics and Evolution* 10, no. 5 (July 2010): 638–644, doi: 10.1016/j.meegid.2010.03.015. Epub 2010 Apr 7.

24 See Jane Qiu, "How China's 'Bat Woman' Hunted Down Viruses from SARS to the New Coronavirus," *Scientific American*, June 1, 2020, https://www.scientificamerican.com/article/how-chinas-bat-woman-hunted-down-viruses-from-sars-to-the-new-coronavirus1/.

25 See Lesley Stahl's interview with Jamie Metzl, "What Happened in Wuhan? Why Questions Still Linger on the Origin of the Coronavirus," *60 Minutes*, March 28, 2021, https://www.cbsnews.com/news/covid-19-wuhan-origins-60-minutes-2021-03-28/.

恰好也是研究蝙蝠冠狀病毒的地方。第三：新冠病毒於二〇一九年末在武漢正式登場時，已知最近的近親正是在那些雲南礦工身上取得的病毒樣本。

二十年前爆發的SARS疫情是個警惕，它讓我們知道冠狀病毒能引起致命的呼吸道疾病，不容忽視，另外它也暴露實驗室真的可能發生外洩意外。但是SARS病毒顯然不足以讓美國人感到害怕，因為起初在美國沒有人病死，只有八個人因為旅遊感染而確診。它也沒有在兩天到七天相對短暫的潛伏期內迅速傳播。科學家在近期研究比較兩種病毒時也指出，SARS病毒的致死率雖然高，但傳染力不如新冠病毒。新冠病毒和SARS病毒的基因組序列有七十九%是一樣的，但前者的感染力獨特而詭詐。這個SARS的後代更喜歡交際，喜歡到處亂跑。它還喜歡慢慢來，不讓那些感染的患者馬上出現症狀，好讓這些人在不知情的狀況下感染其他人——讓傳播鏈延續下去。

又大又難纏

新冠病毒的的基因組相對來說是大的，在脂質和蛋白質組成的外膜內，有大約三萬個生化單位（我們稱之為核苷酸），是愛滋病毒和C型肝炎病毒的三倍多，流感病毒的兩倍左右。但它依舊很小，大約只有人類頭髮寬度的千分之一。這可能很難想像，但就像艾倫・伯迪克（Alan Burdick）在《紐約時報》上的比喻：「如果一個人的大小跟地球一樣，那麼病毒的大小就跟人一樣。」〔26〕

新冠病毒是很精明的RNA病毒。它的核心基因包含多達二十九種蛋白質的編碼，其中有四種跟它的構造有關。例如S蛋白質特別重要，因為它構成了病毒表面的棘狀物，讓病毒得以進入標的細胞。這個蛋白質可以附著在人類細胞表面上的第二型血管收縮素轉換酶（angiotensin converting enzyme 2，簡稱ACE2）受器。這個受器就像鎖，S蛋白則是可以插入鎖裡的鑰匙。新冠病毒的棘蛋白和SARS病毒的棘蛋白幾乎完全相同，但是有數據指出它和受器的連結更牢固，部分科學家認為，這可以解釋為什麼這個新病毒感染人類的效率這麼好。〔27〕其他RNA編碼的蛋白質，則在病毒經ACE2細胞門戶進到細胞後，擔任各種角色。它們會關閉細胞的警戒系統，

26 Alan Burdick, "Monster or Machine? A Profile of the Coronavirus at 6 Months," New York Times, June 2, 2020, https://www.nytimes.com/2020/06/02/health/coronavirus-profile-covid.html.

27 Ibid.

掠奪細胞的生產線，讓它們改為製造病毒零件、組裝新病毒，然後以數千倍的病毒量繼續去感染其他細胞。如果複製過程中出了錯，產生突變，那麼就會誕生新的變異株。這個變異株的致命力可能更強，也可能更弱，但很少有變異株會喪失它們的基本能力：感染、複製、傳播。然後就這麼週而復始。變異株的感染力通常比較強（好比英國變異株），所以會成為主要的病毒株；它們找到新宿主的速度能快過舊病毒株，使得舊病毒無處發揮。來自印度的Delta變異種也有驚人的傳染速度和傳染力。

雖然跟大多數RNA病毒相比，新冠病毒的變異速度較慢（或許是因為它具有「校對」酶，能糾正複製時的致命錯誤），但新冠病毒的變異株很可能會這麼持續折磨我們，我們也會持續用疫苗攻擊它。一個典型的新冠病毒，每個月只會累積兩個核苷酸突變——流感病毒的突變速率大約是它的兩倍，愛滋病毒則是四倍。柏克斯醫生熟知這個領域，因為在她熟悉的愛滋病毒世界裡，會不斷有新的變異株想要掌控愛滋病疫情。「病毒當然沒有思考能力，」她解釋道。我們的意思不是說，病毒會想著我要增強我進入細胞的能力，所以讓我改造一下鑰匙，好讓它更容易開鎖。病毒不會主動發展更能感染我們、或更能逃避免疫系統的策略或工具，也不會報復藥物或疫苗。它不過是按著自然的力量在改變，這力量也包含我們給的壓力。除了複製，它們別無其他計畫或目標。我喜歡伯迪克對新冠病毒的真實意義做的總結：認識新冠病毒就像在看和我們完全相反的一面。它們是純機械的，不會反思、永遠按規矩來——是將數據管理以最貼近生命的方式表現。病毒完全沒有自我考量。〔28〕

當我們透過治療，或是注射單株抗體或疫苗誘發免疫反應，來對病毒施加壓力時，病毒會隨機產生突變。如果哪個病毒的突變有利於複製，它就會變成主流病毒。柏克斯已經在愛滋病毒的社區傳播見識過它們的改造能力。

這個現象是分子流行病學的基礎，這個學科的目標在了解並找出病毒基因序列中，讓該變異株具備優勢的突變。我必須點出愛滋病毒和新冠病毒一個很關鍵的差異，我們沒辦法將愛滋病毒完全從身體裡清除；它會藏匿在白血球裡，由於白血球對T殺手細胞具有抵抗力，所以很難將它消滅。因此，愛滋病毒呈陽性的患者會永遠呈陽性，無法治癒。新冠病毒顯然只能堅持到身體的免疫系統除去它的活性後，將它清出體外，所以感染的患者如果倖存，就會轉為陰性。

和最初的SARS病毒不同，當時它很快就在我們的肺部細胞找到落腳之處，

28 Ibid.

引發症狀，這個SARS的後代更喜歡在鼻子和喉嚨安靜發展後，再移駕到肺部。為期一個星期左右的第一感染階段，患者可能會有類似輕微感冒的症狀（稱為輕症狀〔paucisymptomatic〕），或是完全沒有症狀（無症狀），但仍具有高傳染力，可以釋出大量病毒。患者也可能有發燒、乾咳、喉嚨痛、喪失味覺或嗅覺、頭痛或全身痛的症狀。一旦病毒進到肺部，感染來到第二階段，便是全新局面了。細緻的肺泡——僅由單層富有ACE2受器的細胞組成——會遭受破壞。肺泡是氧氣和二氧化碳進行交換的地方，它們遭受破壞就等於整個身體遭受破壞。一連串的後續發展導致患者的肺部有如泥沼，終至引起肺炎。當危害嚴重到出現急性呼吸窘迫，便需要輸入氧氣或使用呼吸器。屍體解剖發現，那些最後使用了呼吸器的患者，肺泡裡滿是液體、白血球、粘膜和傷亡的肺部細胞殘骸。

新冠病毒的禍害不限於肺部或呼吸系統，事實上，沒有哪個身體系統能倖免於潛在的傷害，因此許多研究新冠病毒的科學家把它視為一種血管疾病。ACE2門戶遍布全身的各種細胞組織，包括肺部、心臟、血管、腎臟、膀胱、大腦、眼睛、胰臟、肝臟和消化道。它們所在的上皮細胞是許多組織的內襯，具有防禦屏障功能，大概沒有哪個器官或系統不具有這個重要的受器。它們甚至存在於前列腺、睪丸及胎盤。

ＡＣＥ２系統在血壓調節、傷口癒合和發炎等生物作用中，都扮演關鍵角色。這些受器一旦和病毒接合上，便會受到干擾，導致它們連最基本的重要功能都無法執行。

ＡＣＥ２受器遍布我們全身這件事，也可以解釋為什麼新冠病毒的影響範圍會這麼廣，不光是肺部，從頭到腳都有狀況。除了讓肺部喪失功能（同時釋出更多病毒粒子去感染他人），它還會攻擊血管內襯，形成血栓；破壞心肌；引起大腦中風、癲癇和發炎；損害腎臟。而這個病毒的一大影響看來是它的後座力——免疫系統中和病毒後留下的殘骸。實際的病毒可能不在了，但是沒有被遺忘，因為身體還處於「促發炎」（pro-inflammatory）狀態。未來的研究要釐清為什麼有些人感染後沒有症狀，有些人卻在幾天內便死亡。為什麼有些人的症狀雖然輕微，卻得長期跟各種奇奇怪怪的症狀纏鬥。或是最令人不解的，為什麼有些年幼的孩子感染了卻渾然不知，直到幾個月後才出現一些慢性症狀。各種複雜的因子——包括遺傳、環境和身體原本的狀況如何等——都可能是新冠肺炎患者症狀和嚴重程度不一的原因。事實上，已經有研究在探討遺傳上的差異會不會影響ＡＣＥ２受器的功能，導致患者發展成重症的風險提高或降低。〔29〕年紀、性別，甚至種族，都可能造成ＡＣＥ２受器的差異。

有個問題是我們現在必須考慮的：新冠病毒會藏匿在我們的體內，繼續帶來傷害嗎？它會在急性病症結束後，長時間持續作用嗎？這是造成新冠肺炎長期患者產生慢性症狀的原因嗎？很不幸的，追蹤持續性的新冠病毒感染，不像做ＰＣＲ檢測或抽血檢查那麼容易。ＰＣＲ（聚合酶鏈鎖反應，全名Polymerase chain reaction）是一種用來放大或偵測特定有機體（如病毒）的遺傳物質的方法。它是診斷感染中的新冠病毒的「黃金標準」，因為它最準確、最值得信賴。但這個測試要行得通，必須有足夠的取樣。要確認病毒是否持續存在，必須採用侵入性且繁複的方法，特別是在急性感染期過後，病毒可能藏匿在我們意想不到的細胞或組織。這樣的偵測辦法，在研究場所以外的地方通常是辦不到的。有許多情況，我們並沒有病毒依然存在的證據——但我們也沒有它不存在的證據，而缺乏證據不帶代表證據不存在。

已經有研究在了解為什麼有些病毒，包括冠狀病毒在內，會演變成持續性感染，還有些在患者已經從急性感染期康復許久後依然存在。早在一九七九年，就有關於冠狀病毒會停留在體內的說法〔30〕，至於它是怎麼躲在呼吸系統以外的地方、以及躲在哪裡，還沒有完整的紀錄。〔31〕這點出了一個重要的可能性：如果這個病毒能停留在某些人體內，成為慢性病灶，那它也可能停留在那些經歷急性新冠肺炎或感染活性期後，出現長期病症的患者身上。

有個案例特別受到科學界關注，並以個案報告發表在《新英格蘭醫學期刊》上。那是一名有嚴重的罕見自體免疫障礙的四十五歲男性。〔32〕二〇二〇年春天他感染新冠病毒時，服用了多種藥物來抑制免疫系統。他在波士頓布萊根婦女醫院（Brigham and Women's Hospital）住院五天後出院，接著在家隔離了幾個月。這期間他由於反覆感染，多次進出醫院，接受了好幾輪抗病毒藥物治療，以及一次實驗性的抗體藥物治療。

每當他認為自己已經清除病毒，就又進了醫院，在跟新冠病毒纏鬥了一百五十四天後，他病逝了。這篇報導讓大家為那些有大量病毒存在體內長達數個月的患者感到擔心。作者寫道：「雖然大多數免疫力有缺失的人都能有效清除新冠病毒感染，但這個案例指出，免疫力低下的人有可能會持續性感染，進而加快病毒演化。」〔33〕

29 See Ahmed O. Kaseb et al., "The Impact of Angiotensin-Converting Enzyme 2 (ACE2) Expression on the Incidence and Severity of COVID-19 Infection," *Pathogens* 10, no. 3 (March 2021): 379, doi: 10.3390/path ogens10030379.

30 See James A. Robb and Clifford W. Bond, "Coronaviridae," in *Comprehensive Virology*, ed. Heinz Fraenkel-Conrat and Robert R. Wagner, vol. 14 (New York: Springer, 1979).

31 See Sasha Peiris et al., "Pathological Findings in Organs and Tissues of Patients with COVID-19: A Systematic Review," *PLoS One* 16, no. 4 (April 2021): e0250708, doi: 10.1371/journal.pone.0250708.

32 See Bina Choi et al., "Persistence and Evolution of SARS-CoV-2 in an Immunocompromised Host," *New England Journal of Medicine* 383, no. 23 (December 2020): 2291–2293, doi: 10.1056/NEJMc2031364.

有件事是絕對的：新冠病毒如果想將感染力發揮到極致，就需要找看門人——ACE2受器同謀。只要這對鴛鴦大盜一聯手，就能讓感染者遍布全球，「帶來史無前例的破壞，」某個研究團隊在《科學》期刊上這麼寫道。[34]「它凶猛的程度將令人歎為觀止、聞風喪膽。」[35]

安東尼．佛奇模仿新冠病毒的語氣，描述了它幾近完美的改造能力：

我不但要感染你，還要確保你們當中有很多人不會有症狀，然後讓這些沒有症狀的人承擔百分之五十的傳染。年輕力壯的人不會有症狀，我要讓健康的他們來替我工作，盡可能的散播病毒——我不會讓他們生病，因為他們要擔任這場大流行的超級傳播者，去感染他們所有的朋友。但是我會奪取那些體弱之人的性命，像是老人或身體有其他狀況的人。如果只殺死那些脆弱的人，我就不會消滅人口，就還有很多人可以感染……這聽起來很瘋狂，但是跟傳染病交手就像這麼回事，會令你想罵髒話！這是個邪惡的病毒，它的手法奸詐狡猾。它看中了健康個體的傳染力，以及最終病死的那些人的軟弱。這病毒是個壞胚子。

最重要的是，那些無法徹底清除病毒的人（包括根本不知道自己遭受感染的人），則會成為變異株滋生的溫床。一開始，科學家們曾想過，這名免疫力低下的患者會不會只是反覆感染了病毒的變異株，但最後他們判定，是同一個病毒株在該患者體內演化，以驚人的速度累積一連串突變的結果。這名患者孱弱的免疫系統確實製造了抗體，但是力量實在太薄弱，只夠對病毒施加壓力，但不足以清除它們。這使得病毒處於一個非得改造才能生存的環境。這種情況並不常見，但它確實點出了一些重要問題，如果我們想要控制住變異株，跑在病毒前面，讓它來不及茁壯，就必須正視這些問題——這將我們帶到了疫苗這個主題，以及它們預防疾病、終結大流行的本事。

33 Ibid.

34 See Meredith Wadman et al., "How Does Coronavirus Kill? Clinicians Trace a Ferocious Rampage through the Body, from Brain to Toes," *Science*, April 17, 2020, https://www.sciencemag.org/news/2020/04/how-does-coronavirus-kill-clinicians-trace-ferocious-rampage-through-body-brain-toes.

35 Ibid.

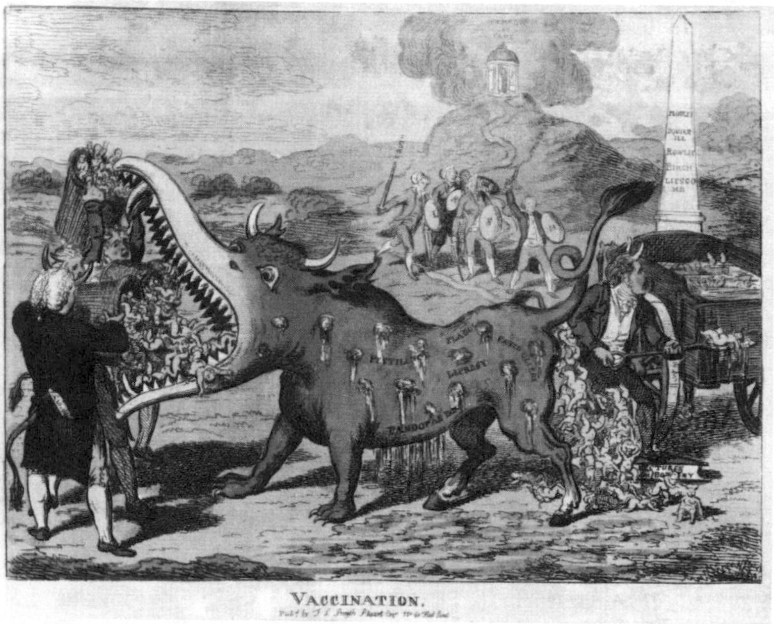

這幅查爾斯．威廉斯（Charles Williams，一七九七～一八三〇）於一八〇二年蝕刻的政治漫畫中，疫苗被描繪成一隻生了病、長了角，有點像牛的怪物。牠吃進一筐筐嬰孩的同時，也排出嬰孩，象徵接種疫苗與接種的效果。

來源：倫敦惠康收藏（Wellcome Collection, London）

4 牛——疫苗大有用 Cows

二〇二〇年一月，在新冠病毒基因序列發表的三個小時後，世界各地的科學家便著手研發檢測試劑和疫苗。當時美國還沒有任何確診案例，但佛奇就指示他的團隊開始研發疫苗。「一月十日那天，我們決定全力以赴研發疫苗，這可能是我擔任過敏和傳染病研究所所長以來，在防治疾病上做過最好的決定，」佛奇這麼告訴我。這是一場豪賭，因為動員全體人員研發疫苗所費不貲，而且當初沒有人知道事情會如何發展，甚至還沒有人宣布這是一場「大流行病」。

一切看似風平浪靜，但是佛奇已經開始想像各種可能。事情還沒開始惡化，但這樣的可能性不容忽視。佛奇還記得將研究所工作內容導向研發新冠肺炎疫苗那一刻。「我告訴我們的人員，『錢由我來擔心，你們儘管放手去做。』這個決定真的做對了。」一月十五日，佛奇開始跟莫德納合作。六十三天後，他們進入第一期試驗。「就在我們要進行第一期臨床試驗之際，」佛奇回想道，「從一月十日算起第六十天，賓果，紐約爆發了第一波疫情。」

二〇二〇年十一月一個寒冷的星期天，佛奇全身裹得嚴實，和一名朋友（保持適當距離）坐在甲板上喝酒，這時來了一通電話。是輝瑞藥廠（Pfizer）執行長亞伯特・博爾拉（Albert Bourla）。輝瑞和BioNTech（簡稱BNT）共同研發的疫苗，在五月初便進入臨床試驗，用的技術與莫德納相似。「安東尼，你現在坐著嗎？」博爾拉問道。

第二期試驗結束已經幾個月，博爾拉拿到了第三期試驗的結果。博爾拉告訴他結果「太棒了」。我跟佛奇認識幾十年了，他很喜歡模仿人，這時他用詩一般的希臘腔模仿博爾拉的語氣，開心的向我轉述：「安東尼，它能將新冠肺炎患者發展成重症的風險降低九成以上！」更早之前，食品暨藥物管理局曾表示，疫苗的效果能達到百分之五十就值得授權。一直以來，每年的季節性流感疫苗效力，也只介於百分之四十到六十。對於像佛奇這樣的科學家，這真是令人非常激動的一刻。

一個星期後，莫德納公布了類似的結果。〔1〕這兩種疫苗都使用新型的mRNA技術，而最激勵人的，莫過於它們在不同年齡層、種族和族裔群體中，都展現了良好的效果。它們就像細胞層級的個人防護設備，可以將人體變成一座疫苗工廠。

如果你向分子生物學家提及以mRNA為基礎的新型疫苗，他會跟你說，灰姑娘終於能夠參加舞會了。〔2〕這個漂亮的技術過去一直受到忽略，直到這一刻才終於大放異彩。自從半個多世紀以前得知DNA是生命密碼後，我們解鎖了許多人體奧祕，也明白我們身體的運作和生物任務的執行都和DNA有關。但是DNA研究並沒有發揮在實際防禦疾病上，這部分的成果都是從RNA研究來的。現在，除了各種疾病都在考慮使用mRNA疫苗，許多採用mRNA技術的製藥方法也逐漸獲得肯定了，我後面還會提到。你或許會因為這種新型疫苗「太新」而感到不安，但它們其實是數十年研究的成果，我們可以說，它們將疫苗技術從類比方式提升到了數位方式。

在分子生物學中，DNA雙股螺旋的發現揭示了一個普遍的真理：我們的生命取決於這些做為蛋白質編碼的基因序列。基因序列決定了胺基酸鏈的順序，接著胺基

1 Moderna keeps a timeline of their developments on their website at https://investors.modernatx.com/news-releases. Their data on the safety and efficacy of the vaccine were published in the *New England Journal of Medicine*: Lindsey R. Baden et al., "Efficacy and Safety of the mRNA-1273 SARS-CoV-2 Vaccine," *New England Journal of Medicine* 384, no. 5 (February 2021): 403–416, doi: 10.1056/NEJMoa2035389. Epub 2020 Dec 30.

2 See "Covid-19 Vaccines Have Alerted the World to the Power of RNA Therapies," *Economist*, May 27, 2021, https://www.economist.com/briefing/2021/03/27/covid-19-vaccines-have-alerted-the-world-to-the-power-of-rna-therapies.

酸鏈再透過特定折疊方式，形成形狀各異的蛋白質。就像語言一樣：字母組成單字，單字按著特有順序組成有意義的句子，訴說著故事。在將細胞基因庫的訊息轉換成實體表現（蛋白質）的過程中，需要借助特定形態的RNA擔任轉譯者。基因序列首先會從DNA複製成RNA；這個記載著DNA指示的「轉錄」RNA會被編輯成訊息RNA（mRNA），接著開始製作蛋白質——讓生命得以維繫和繁衍的最終產物。

二十一世紀，一些可怕的疾病（像是天花和小兒麻痺）都消聲匿跡了，以致有些人忘了疫苗的威力。然而，疫苗為人類帶來的好處，很可能勝過歷史上的任何醫療發展。使用過疫苗的人多達數十億，也因此，它們是被研究最多的醫療發展。「疫苗是來自現代醫學最偉大的科學禮物，」鮑伯．雷德菲爾德醫生公開發言時，經常這麼強調。就像輪狀病毒疫苗的共同發明人保羅．奧菲特醫生（Paul Offit）跟我說的，「我們已經對許多疾病失去了記憶。」由於少了那樣的記憶，我們很容易低估或忽視罹病風險——除非我們再次與它們正面交鋒。對小兒麻痺、百日咳、白喉、腮腺炎和麻疹等失去鮮明的個人記憶，很可能是反疫苗情緒高升的原因之一，儘管關於這些疾病的危險已經有很完整的記載。

天花是極為可怕的疾病，它的歷史可回溯到幾萬年前，當時它動不動就在非洲、中國和歐洲大開殺戒。它很可能是造成埃及法老拉美西斯五世（Ramses V）死亡的罪魁禍首，在他的木乃伊頭部有典型的天花疤痕。後來天花肆虐西歐，殺死的人比黑死病還多，隨後又跟著歐洲移民登陸美國。在疫苗概念出現前的一個世紀左右，十七世紀的醫生發現，用尖銳的柳葉刀從天花膿包取一點新鮮物質或膿液，放到未感染的人的皮膚下，可以使此人對這種疾病產生一些抵禦能力。他們稱這個作法為接種（*inoculation*），這個字源自拉丁文的 *inoculare*，意思是「嫁接」。

一七〇〇年代初期，英國貴族及詩人瑪麗．沃特利．蒙塔古夫人（Lady Mary Wortley Montagu）感染了天花，雖然活下來了，卻嚴重毀容。她的哥哥也因為感染天花死亡。於是，她決定讓她的孩子「接種」。在聽到貴族家庭也接受這種技術後，大家才開始比較正面看待接種一事。不過要再等半個世紀，這個方法才獲得科學驗證。

就像許多突破性的發現，偶然而重要的觀察締造了這個最早、效力也最強的疫苗。一七〇〇年代晚期，鄉下醫生愛德華．簡納（Edward Jenner）注意到，在天花頻繁爆發期間，接觸過牛痘的農人和擠牛奶的女工似乎根本不擔心天花。擠牛奶的女工在跟天花短暫纏鬥後，皮膚依舊完美無瑕，不像其他染病的人，要不是死亡，就是幾經折磨後留下一張痲子臉。於是簡納開始調查，這些工人是不是因為接觸過牛痘病毒，獲得了某種防禦天花病毒的能力，就像得到了天然的疫苗（vaccinated，其中的*vacca*在拉丁文是「牛」的意思。）

眾所周知，痘病毒（poxviruses）能感染多種動物，在簡納的年代，牛痘在牛隻是很常見的疾病，但是引起的症狀比跟它相似的天花輕微得多。一七九六年，年輕的擠牛奶工莎拉．尼爾姆斯（Sarah Nelms）因為手上出現牛痘病灶去找簡納。看到她擠牛奶的手上出現的膿包後，簡納詢問她牛隻的健康情形。莎拉告訴他，最近有一隻叫小花（Blossom）的乳牛得了牛痘。那個時候，做實驗來驗證理論尚不需要獨立的審查委員會批准。於是，簡納從莎拉長了痲子的手上取了一些組織，將它放入八歲小男孩詹姆斯．菲比斯（James Phipps）的手臂裡。這個男孩其實是他的園丁的兒子。

大約一個星期後，菲比斯出現了些暫時性症狀，像是打冷顫、發燒、食慾不振，以及一些全身性的不適等。兩個月後，簡納做了一項具有風險的人體試驗，他刻意讓這個男孩接觸天花。別忘了，這在當時被視為一種致死的傳染病，沒有人知道這個方法管不管用，或是這個男孩會不會就這樣死了。我可以想像，事後這個男孩身體無恙時，大家肯定都鬆了一口氣。簡納下結論表示，這名受試者已經具有免受天花侵害的保護力。然而，他這個疫苗的想法——將少量牛痘病毒置入健康之人的體內，一開始人們不太容易接受。不過最後大家終究還是願意挨這一針——用一根有分叉的針將含有活牛痘病毒（vaccinia）的疫苗注入體內。一九七二年以前出生的人手臂上大多有個圓形、半凹陷的疤痕，就是接種牛痘留下的。

不像近代一點的疫苗，這劑天花疫苗裡含有大量病毒，注射到皮膚底下後會引起局部的天花感染，最後留下直徑可長達一英吋的疤痕。全球實施天花疫苗接種數十年後，一九七二年，在我出生的幾年後，美國宣布天花在美國已經絕跡；一九八〇年，世界衛生組織也正式宣布，天花已經在全球被撲滅。〔3〕

然而，故事並沒有就此結束。近年有謠言指出，最初的疫苗不是從牛身上而來，而是從馬來的，這使得科學家重新思考這幾個世紀前的故事。簡納也曾懷疑牛痘有可能來自馬痘，有時也直接從馬的身上取材料做天花接種。

我們對馬痘所知甚少，儘管這種病毒可能仍在我們不知道的宿主中繼續傳播，但也很有可能已經滅絕了。基因圖譜的研究顯示，它和某些古老的牛痘病毒株很相似，

3 You'll find the story of smallpox in a lot of places, and here's one: Stefan Riedel, "Edward Jenner and the History of Smallpox and Vaccination," *Baylor University Medical Center Proceedings* 18, no. 1 (January 2005): 21–25, doi: 10.1080/08998280.2005.11928028.

因此有了當初的疫苗可能是從馬而來的說法。二〇一七年，幾個研究人員在給《新英格蘭醫學期刊》編輯的信中表示，他們找到了一些十九世紀的天花疫苗，發現裡面含有馬痘病毒。〔4〕更令人困惑的是，馬痘和牛痘最初可能都來自囓齒動物，只是偶然感染了家畜。目前至少有一家公司在嘗試改造活的馬痘病毒，讓它們以新冠病毒的棘蛋白為標的，來發展新冠肺炎疫苗。

拉里・布里恩特博士（Larry Brilliant）是個有遠見的傳染病專家、技術專家和慈善家。他有幸在一九七〇年代和世界衛生組織合作消除「斑點怪物」的漫長戰役中〔5〕，見到世上最後一個天花病例。他是我們這個世代備受尊崇、相當著名的公共衛生專家，身為Pandefense Advisory防疫顧問公司執行長，以及非政府組織「終結大流行」（Ending Pandemics）的顧問委員會主席，他對結束流行疾病有獨到的眼光。幾年下來，我們已經成了朋友，他在印度待了很長的時間，所以我們經常以印度話交談。他姓Brilliant（優秀傑出），這個姓當然不是自己選的，但是我跟他說很適合他。他還在印度工作時，印度是地球上最後一個還存有天花的地方，因此有他機會見到一個名叫拉希馬・巴努（Rahima Banu）的年輕女孩。一九七五年十月，巴努感染了天花病毒，當時才兩歲的她活下來了，成了可以回溯到比拉美西斯法老更古老、甚至可能始於一萬年前的這條致命天花傳播鏈的最後一個病例。〔6〕「有數十億人死於天花，」布里恩特提醒我。這個病毒橫掃歐洲時，每年導致多達四十萬人死亡，是最大的死因。它也曾在美洲的原住民間肆虐，差點摧毀原住民文化。有三十%的人在感染後死亡，存活者中有三分之一的人失明，而且所有活下來的人都得帶著疤痕度過餘生。醫學史學者甚至認為，人類壽命得以延長——從一九二〇年到二〇二〇年增加了一倍——有一部分要歸功於天花疫苗，以及積極消滅天花的基進主義和疫苗接種倡議運動。〔7〕

「這是件奇蹟，所有人團結起來終結了這個大流行。魔法來自科學，但是奇蹟在於人為，」布里恩特說道。天花病毒的獨特之處在於：除了人類，它別無宿主；所以一旦有了疫苗，想要終結它並不難。但是新冠病毒可以在其他動物宿主中傳播和突變，而我們只能不斷追趕。只要世界上還有人沒有完成疫苗接種，新冠病毒就永遠找

4 See Livia Schrick et al., "An Early American Smallpox Vaccine Based on Horsepox," *New England Journal of Medicine* 377, no. 15 (October 2017): 1491–1492. doi: 10.1056/NEJMc1707600.

5 編註：世界衛生組織在一九五八年至一九七七年間，做了一波全球接種活動，以杜絕天花傳染。

6 See Larry Brilliant, *Sometimes Brilliant: The Impossible Adventure of a Spiritual Seeker and Visionary Physician Who Helped Conquer the Worst Disease in History* (San Francisco: Harper One, 2016).

7 See Steven Johnson, *Extra Life: A Short History of Living Longer* (New York: Riverhead, 2021).

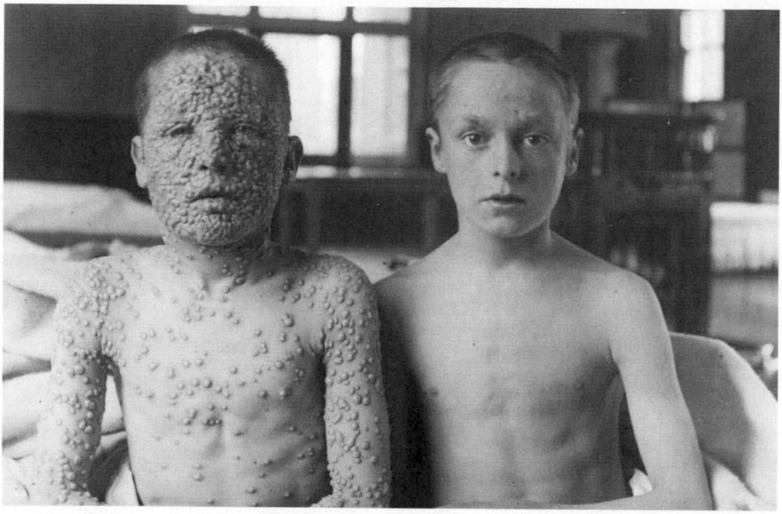

這張照片是英國萊斯特隔離醫院（Leicester Isolation Hospital）的艾倫．華納醫生（Allan Warner）在一九〇〇年代初期拍的。照片中這兩個十三歲的男孩，一個接種了疫苗，另一個沒有。這是華納於一九〇一年發表在《臨床醫學、外科和病理學圖集》（*Atlas of Clinical Medicine, Surgery, and Pathology*）的系列照片中的一張。他出於研究目的，拍了一些天花患者的照片。這兩個男孩在同一天感染了來源相同的天花病毒，但右邊這個孩子在嬰兒時期接種了疫苗。左邊這名男孩的身體被膿包大幅覆蓋，但右邊這位只有兩處痘子消退結痂。左邊這個男孩的父母顯然受了反接種疫苗浪潮的影響，決定不讓孩子接種疫苗。

來源：簡納信託（The Jenner Trust）。這張照片收藏於位於英格蘭格洛斯特郡（Gloucestershire）的簡納醫生故居、博物館與花園。詳細資料請參考Jennermuseum.com。

得到落腳之處。

如果問布里恩特醫生他怎麼看那些反疫苗的人，他會立刻幽默的說：「噢，你是說那些反對牛的人嗎？」反對接種疫苗的人當中，有許多人認為：對疾病產生保護力的唯一方法，是感染一點這個疾病。他們擔心疫苗會影響疾病提供的保護作用。但這就是疫苗的美妙之處：它們能提供保護，卻不會引起嚴重病症。現在的疫苗還有許多來自現代科學的加持；它們經過嚴格的測試，非常安全（即使是獲得緊急使用授權的新冠肺炎疫苗，也都先在幾萬人身上做了臨床試驗，引起不良反應的情形相當罕見；根據疾病管制中心提供的數據，你被閃電擊中的機率是死於新冠疫苗的三倍）。〔8〕

布里恩特喜歡收集反疫苗的文宣，特別是一個多世紀前的東西，像是這個章節開頭的漫畫。這種荒謬的言論讓他發現，反疫苗運動實在沒有什麼新意。由於不信任醫生和政府而反對疫苗，這聽起來像是最近才有的事，但它的根源早在一個多世紀前就種下了。〔9〕十九世紀晚期，有數萬人為了反對強制接種天花疫苗，而走上街頭。有人

8 See Miles Parks, "Few Facts, Millions of Clicks: Fearmongering Vaccine Stories Go Viral Online," NPR, March 25, 2021, https://www.npr.org /2021/03/25/980035707/lying-through-truth-misleading-facts-fuel-vaccine-misinformation. Also see cdc.gov and weather.gov/safety /lightning-odds.

被逮捕罰款，還有人甚至吃上牢飯。一些當年反疫苗人士所持說法，到現在還有人拿來用，而且透過互聯網和社交媒體傳播，影響力更甚。他們的舞台愈搭愈大，擴音器也更響了。疫情發生前，我剛好在製作一個關於「疫苗猶豫」(vaccine hesitancy)〔10〕的紀錄片。這支影片經過我和我的團隊稍微修改後，在二〇二一年四月播出（有趣的是，直到二〇一九年，世界衛生組織才將疫苗猶豫列為全球健康的十大威脅之一。）彼得・霍特斯醫生（Peter Hotez）是聞名全球的病毒學家、研究員，也是直言不諱的疫苗提倡者。我跟他會談時，他稱疫苗是「人類最強大的科技發明」。〔11〕他在貝勒醫學院的團隊開發了一款早期的SARS疫苗，目前仍持續推廣疫苗外交——我們必須不分富國或窮國，建立全球的夥伴關係，以面對重大健康問題。他認為，近期的反疫苗運動大約是在二〇一五年左右受到了鼓舞，從邊緣走向主流。他們有目標明確的信息、精明的組織和強勢的領導——這在科學界很少見，因為科學界裡的領導者通常孤單而沉默。為了推動反疫苗接種活動，反疫苗人士不惜豪擲大筆的錢出版書籍、舉辦現場活動，以及製造醫療產品等。我發現這件事很矛盾，很多人會買這些沒有經過安全或效果測試的產品，卻無法接受經過嚴格醫學試驗的疫苗。

長久以來，科學家對這些反科學人士多半視而不見，認為只要不理會他們，這些人自然會消失或消音。但是現在情況大不相同了，反疫苗團體擁有一群跟隨者持續散播著錯誤資訊。我們為新冠肺炎疫苗的開發成果喝采，但是必須有足夠的人接種，它的效果才能完全顯現。唯有每個人都盡了一己之力，科學才能拯救我們。

疫苗的唯一目的，是告訴免疫系統這個病原體——病毒、細菌、真菌或寄生蟲——長什麼樣子，就像給了我們的免疫系統一張大大的「通緝令」，上面記錄了這些壞人的名字和特徵，好讓免疫系統知道要留意什麼，以便在它們出現時立刻攻擊。疫苗有多種型態：死病毒疫苗、減毒活病毒疫苗、類毒素疫苗、次單元／重組／結合型疫苗、病毒載體疫苗，以及最新開發的訊息ＲＮＡ（ｍＲＮＡ）疫苗。〔12〕

死病毒疫苗用的是已殺死的完整病原體，或是病原體表面的某些分子，當中不含活的病毒或細菌。它們能讓免疫系統先認識敵人，萬一這個病原體真的入侵時，免

9 For a comprehensive history of the antivaccine movement, see the History of Vaccines website by the College of Physicians of Philadelphia at https://www.historyofvaccines.org/content/articles/history-anti-vaccination-movements.

10 譯註：「疫苗猶豫」是指儘管可以接種疫苗，卻延遲甚至拒絕接種。

11 See Peter Hotez, *Preventing the Next Pandemic: Vaccine Diplomacy in a Time of Anti-science* (Baltimore: Johns Hopkins University Press, 2021).

12 For a basic understanding of vaccine technology, including how the new COVID vaccines work, see cdc.gov.

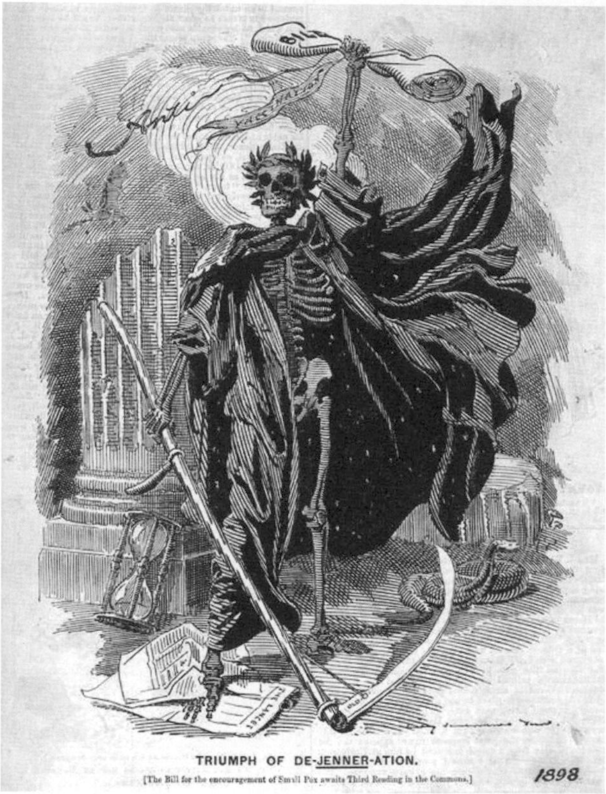
Anti
Vaccination
BILL
THE LANCET
TRIUMPH OF DE-JENNER-ATION.
[The Bill for the encouragement of Small Pox awaits Third Reading in the Commons.]
1898

來源：倫敦惠康收藏（Wellcome Collection）

這幅一八九八年的木頭版畫標題為「揮舞鐮刀的死神：對一八九八年疫苗法案的恐懼，該法案取消了對不接受天花疫苗的懲罰」，作者是愛德華・林利・桑伯恩（E. L. Sambourne）爵士。標題講的那個法案原本是強制接種疫苗的，但是後來加了一項新條款，允許人們基於道德原因選擇不接種。這是英國法律第一次認可「因道義原因的反對」（conscientious objection）。一八九〇年代，隨著全國反疫苗聯盟（National Anti-Vaccination League）成立，民眾反抗疫苗的情緒也來到最高點。這個團體除了組織抗議活動，還出版刊物進行反疫苗宣傳。這件藝術作品中，披著斗篷、戴著月桂花環的死神握著一個紙卷，上面標示著「法案」和「反疫苗」。骷顱死神的周圍還有一條纏繞的蛇、一個沙漏和醫學期刊《刺胳針》。

疫系統便能及早反應。免疫系統細胞具有記憶能力，可以識別微生物，並在下一次遇到它時產生抗體對付它。這些免疫細胞會隨著血液循環不斷巡邏，在身體接觸到真正的病原體時，立即阻止感染。所以早在病菌入侵前，你的身體便全副武裝等著了。這些抗體通常要嘛不會在你的體內停留一輩子，要嘛光靠一劑可能無法提供足夠的保護（像是百日咳和狂犬病疫苗），這時就會建議打追加劑。A型肝炎疫苗和某些流感疫苗用的，也是死病毒疫苗。

天花疫苗則是減毒活病毒疫苗。另一些活病毒疫苗還包括：麻疹疫苗、輪狀病毒疫苗、水痘疫苗和黃熱病疫苗。類毒素疫苗並非「有毒物質」，而是採用失去活性的病菌毒素做成，白喉和破傷風疫苗都屬此類。類毒素可以在真正的有毒物質出現體內時，減少它們的危害。破傷風現在已經很罕見（美國一年不超過三十例），大多數醫生也沒遇過這樣的病人。破傷風跟其他傳染病不一樣，它不會在人和人之間傳播。它是一種會形成孢子的土壤細菌，藉著傷口進入人體。它的孢子能在各種表面（例如生鏽的鐵釘）上存活很久，直到進入某個不小心踩到鐵釘的人體內，才開始複製。這些孢子會製造一種能使肌肉強力收縮、威脅性命的毒素。當然，如果打過疫苗，這種事就不會發生。

跟全細胞死病毒疫苗一樣，次單元／重組／結合型疫苗裡也沒有活的病原體，只含有表面蛋白質的片段。這個片段能刺激免疫系統，引起保護作用。Ｂ型肝炎疫苗、人類乳突病毒疫苗、腦膜炎疫苗和部分流感及帶狀泡疹疫苗都屬這一類。

至於病毒載體疫苗，則是藉由改造不同的病毒來提供保護。例如嬌生（Johnson & Johnson）和阿斯特捷利康（AstraZeneca，簡稱ＡＺ）的新冠疫苗，就是使用一種無害的腺病毒（adenovirus）來裝載製造抗體的指示。這種腺病毒與冠狀病毒毫無關係，在活化狀態會引起一般感冒。經過改造的腺病毒會啟動免疫系統，但不會造成感染。病毒載體疫苗曾用於伊波拉疫情爆發時，科學家還在研究如何用於茲卡病毒感染、流感和愛滋病。

新的ｍＲＮＡ新冠疫苗由於使用了ＲＮＡ技術，屬於全新的疫苗種類，但概念是一樣的：將指示載入人體細胞，讓人體細胞製造免疫系統視為敵人的蛋白質，這麼一來真正的敵人出現時，已經做好準備的免疫系統便能不費吹灰之力的解決它們（你甚至根本不會注意到這件事）。我必須明確聲明，這些ｍＲＮＡ疫苗裡不含會造成新冠肺炎的活病毒。它們只含有一小段能製造新冠病毒棘蛋白的基因編碼，也不會影響你的ＤＮＡ或是和你的ＤＮＡ交互作用。事實上，這個ｍＲＮＡ根本不會進到細胞核，也就是我們的DNA所在的位置。

我喜歡把疫苗視為教授語言的講師，它會教導我們的身體一種新語言。如果你經常講這種語言，就像經常接觸到某種病毒，那麼你的免疫系統就能很流利的用這種語言溝通。隨著病毒開始消退，使用這個新語言的機會也會變少，所以必要時就得再進修一下。追加劑的作用就是這樣，它可以讓身體很快想起怎麼攻擊病毒，特別是這個病毒和原來的病毒株只有些微差異時。

就像之前提到的，病毒是由一個DNA或RNA核心，跟一層包裹它的蛋白質組成的。在新冠病毒，這個核心是RNA。製造它標誌性的棘蛋白時，病毒會先用RNA製造訊息RNA，再由訊息RNA合成蛋白質。特定組成的mRNA能製作出特定結構的蛋白質。〔13〕

再次強調，mRNA只是一種訊息，就在這一刻，你的體內有成千上萬個這樣的訊息在傳遞。這些訊息好比Snapchat上讀了立刻就刪除的訊息。疫苗只能用來製造單一種蛋白質，而一個病毒是由數十種蛋白質組成，因此光憑疫苗裡的mRNA，沒

13 See Anthony Komaroff, MD, "Why Are mRNA Vaccines so Exciting?" *Harvard Health Blog*, December 10, 2020, https://www.health.harvard.edu/blog/why-are-mrna-vaccines-so-exciting-2020121021599.

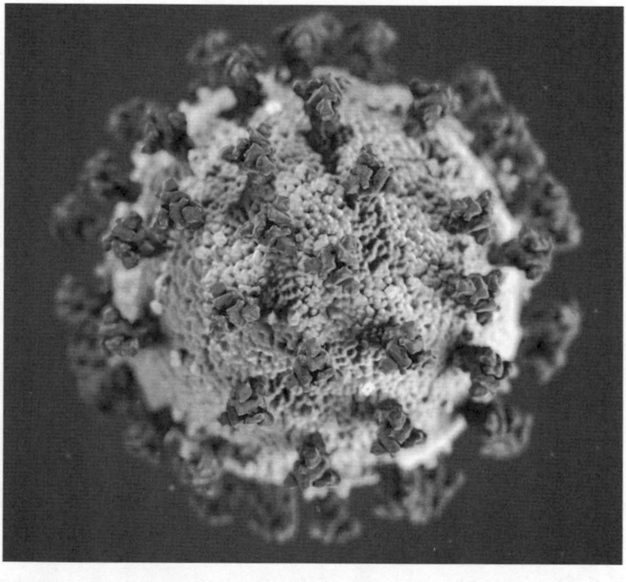

疾病管制中心繪製的冠狀病毒超微結構形態圖。病毒外層表面上的棘狀物讓病毒粒看起來像戴了王冠。

來源：美國疾病管制中心

有辦法在我們體內合成病毒。也因為這樣，接種疫苗後產生的抗體和感染後產生的抗體是不一樣的。接種疫苗的人體內產生的是針對棘蛋白的抗體，感染病毒的人製造的有可能是針對病毒的其他組成，例如核鞘蛋白質（nucleocapsid protein）的抗體。如果你的體內同時具有兩種抗體，代表你可能已經遭受過感染了。

製造mRNA疫苗這件事並不是在「曲速行動」（Operation Warp Speed）〔14〕後才開始的。早在三十年前，科學家們便開始探討有沒有可能這樣做了。〔15〕他們的想法是：如果我們知道病毒蛋白質外鞘上一個關鍵組成的mRNA，例如棘蛋白的mRNA序列，是不是就能很輕鬆的在實驗室裡合成這段mRNA呢？這個想法聽起來很簡單，也很吸引人：有能力製造這段mRNA代表我們擁有了合成特定病毒蛋白質外鞘的配方，將這段mRNA注射到人體內，讓它在血液裡循環以警示免疫細胞，便能達到賦予人體免疫力的目的。但事實證明，這項壯舉沒那麼容易達成。

首先，我們必須改造mRNA，不能讓它引起過於猛烈、本身就會致死的免疫反

14 譯註：「曲速行動」是美國政府為了加快新冠疫苗研發速度，於二〇一九年發起的計畫。

15 For a short version of the long story, see Diana Kwon, "The Promise of mRNA Vaccines," *Scientist*, November 25, 2020, https://www.the-scientist.com/news-opinion/the-promise-of-mrna-vaccines-68202.

應。一旦解決了這個問題，還得設法讓人體細胞不但要吸收流經血液的mRNA，並大量製造這個關鍵蛋白質，還要讓人體對這個蛋白質產生抗體。最後，必須設法將mRNA裝入顯微膠囊來保護它，免得它遭到血液裡的化學物質破壞。這是將科學家開發mRNA疫苗的執行計畫極度簡化後的版本。當然，在研發新疫苗的過程中，他們也有一些意想不到的發現，其一是mRNA疫苗能帶來比傳統疫苗效果更強的新型免疫力。這些針對新冠肺炎研發出的新型mRNA疫苗能給病毒雙重打擊——除了刺激免疫系統製造抗體，還會活化免疫系統的殺手細胞。就像武器裡同時裝了兩種彈藥，以免其中一個效果不彰。

二〇二〇年十二月十一日，輝瑞／BNT的mRNA疫苗成了食品暨藥物管理局第一個批准緊急使用的疫苗，我有幸能訪問幕後的兩位主要科學家。為了報導這場疫情所做的幾千場談話中，這是我相當喜愛的一場。一月份，中國發布病毒基因序列沒多久，幾千英里外的德國實驗室裡，烏爾．薩欣醫生（Ugur Sahin）和厄茲勒姆．圖雷西醫生（Özlem Türeci）便立刻投入以mRNA對抗該病毒的工作。一直以來，他們都是把mRNA技術用在癌症研究上，但是他們很快將目標轉向因應這個新挑戰。他們具備所有需要的工具和能力。過去從來沒有哪個新疫苗是在四年內研發出來的，然而我們正在跟時間賽跑，容不得這場大流行繼續肆虐四年。

薩欣和圖雷西是一對土耳其裔的夫妻，二〇〇八年，他們在德國創立了BioNTech生物技術公司。他們對科學和醫學的熱愛，跟他們對彼此的愛相比毫不遜色：二〇〇二年的結婚典禮一結束，他們立刻回到實驗室工作。「將科學轉譯成生存能力是我們的共同目標，因此在某個時刻，我們決定一起踏上將科學轉譯成藥物和疫苗的旅程，」薩欣說道。

這兩名治療癌症的專科醫生向我描述了「癌症給人類生命帶來的急迫感」。當薩欣在一月份的《刺胳針》上讀到在中國境內快速傳播的冠狀病毒，直覺告訴他，一場全面性的大流行即將來臨。他們取消了休假的安排，轉而投入「光速計畫」(Project Lightspeed)。

在選定幾個有希望的候選疫苗後不久，他們需要有人協助測試，並將它們推入市場。三月，他們和輝瑞搭上線了，就如他們所說的，這段「美好的友誼與合作關係」為世界帶來了第一個有效且安全的新冠疫苗。輝瑞並沒有拿川普「曲速行動」的聯邦經費進行疫苗研究和開發，不過確實拿到一份數百萬劑疫苗的合約。這是一場沒有任何保證的豪賭，所幸他們終究獲得了回報。

我必須重申，這些突破性的新疫苗是建立在過去的許多發展和創新上，包括生物領域中，對DNA和由它而來的mRNA在構造和功能的了解，到單純科技領域中，如何將大量信息（例如基因序列）在幾秒鐘內送往世界各地。薩欣用非常優雅的說法解釋了生物學，他表示mRNA是向細胞傳遞知識最基本的方式。他稱mRNA為「細胞內的信息分子」——因著它，蛋白質才能按著DNA訂定的偉大藍圖製造出來。我們也可以把DNA想像成紙本列印的資料，而mRNA則是告訴細胞接下來怎麼做的軟體檔案。從它的名字來看，mRNA就是信使——身體的信使。

mRNA的技術此前已被試用於治療鐮刀型紅血球貧血症，目前科學家也嘗試用它來對抗伊波拉病毒、茲卡病毒、狂犬病毒、巨細胞病毒（cytomegalovirus，一種常見的皰疹病毒）和流感病毒。薩欣和圖雷西認為，這項技術將徹底改變包括癌症和囊腫纖維化等遺傳疾病的醫療領域。利用mRNA技術，我們可以提供患者體內缺失的重要蛋白質，還能設計以癌細胞製造的蛋白質為標靶的mRNA疫苗，但這是更大的挑戰了。首先，並非所有癌症都一樣。癌症治療之所以這麼艱鉅，原因就在這個疾病具有異質性：即使是同一個群落的癌細胞，也帶著多種不同標記；不同患者的癌細胞也各不相同。想像一下，如果我們能根據這些獨特的細胞，設計不同的mRNA疫苗，那麼就能進行個人化的癌症治療。先找出這個患者的癌細胞分子組成，提取當中的訊息，接著選定標記，針對它設計客製化mRNA疫苗。利用mRNA技術來執行這項任務的靈活度和速度將令人歎為觀止，而且基本上是沒有限制的。

薩欣和圖雷西的成功讓他們擁有數十億美元的財富，但是他們的生活似乎沒有因而有所改變。他們還是跟十多歲的女兒一起住在辦公室附近一間簡單的公寓。他們甚至沒有車子，而是騎腳踏車上班。他們實驗室裡的當紅生物化學家、出生於匈牙利的研究人員卡塔林・考里科（Katalin Karikó）也是mRNA技術的策劃者，她回憶起過去數十年在實驗室的日子，也表示充滿橫逆，經常得忍受來自學術界的打擊。二〇一三年，由於賓夕法尼亞大學認為她「不符教員資格」，考里科於是到BioNTech擔任資深副總裁，負責監督公司的mRNA項目。她和長期合作夥伴、免疫學家德魯・韋斯曼醫生（Drew Weissman）後來找出了讓mRNA技術可行的方法。〔16〕有件事她至今還不敢相信，那就是她四十年來的研究，即將改變世界各地數十億人的生命。

未來幾年，我們在利用疫苗追逐新冠病毒的過程中，速度和靈活性特別重要。

16 See David Cox, "How mRNA Went from a Scientific Backwater to a Pandemic Crusher," *Wired*, December 2, 2020, https://www.wired.co.uk/article/mrna-coronavirus-vaccine-pfizer-biontech.

棘蛋白改變會促成新的變異株，幸好我們目前使用的疫苗都還禁得起挑戰。但隨著突變累積，調整疫苗就成了必然的事，就像透過編輯修改，讓文章更精煉。我們可以藉由疾病監測與常規的序列測試，來追蹤病毒的特徵演變，為新冠病毒的更迭做好準備。這同時，透過疫苗來防止病毒傳播，遏止病毒和阻擋它自我改造的趨勢，是必不可少的。

基礎免疫學：B細胞和T細胞之美

我們得先談談一些免疫系統方面的基本生物學，才有辦法聊疫苗的好處。我希望幫助你在腦海中勾勒出完整畫面，了解疫苗為何如此重要。

為了維護身體健康，我們的免疫系統要應付的對象有細菌、病毒、真菌、寄生蟲等外來入侵者。它有兩個主要組成：先天免疫系統和適應性免疫系統。〔17〕先天免疫系統是防禦的最前線，包含了物理性屏障，像是阻擋入侵者進入的皮膚和粘膜，以及會引起發炎反應、破壞入侵者的特定細胞、蛋白質和化學物質。先天免疫系統的反應是即時且不具專一性的（它會試圖阻擋任何東西進入人體）；適應性免疫系統則會針對特定對象，而且是先前認得的入侵者，啟動適應性免疫需要一點時間。

適應性免疫系統中有一種叫「B細胞」的白血球，平時就在血液循環中巡視。所有B細胞的表面，都有一個獨特的抗體能跟特定抗原（也就是外來入侵者）結合，讓它進不了寄主細胞。跟抗原結合上的B細胞會活化，開始自行複製，並製造大量抗體，最後形成一支專門中和這個入侵者的龐大軍隊。

新冠肺炎患者體內的抗體就是這麼來的。很不幸的，有些研究指出，新冠病毒的抗體消退得很快，在症狀輕微的感染者身上更是如此。這令許多研究人員感到憂心，我們不知道抗體反應消退太快時，感染過這個病毒的人如果再次感染，是不是還受到保護。疫苗的效果同樣令人擔心，我們藉由疫苗來啟動抗體反應、形成保護，目的當然是希望這個保護能夠持久。

幸好，抗體並不是適應性免疫系統用來抵禦感染的唯一武器。這時候輪到T細胞上場了。身體遭受感染後，免疫系統會產生三種T細胞，並在下次遭受相同入侵者感染時派上場。其中一種T細胞會記住這個入侵者，在它再度入侵時認出它來；第二種

17 See Sanjay Gupta and Andrea Kane, "Do Some People Have Protection Against the Coronavirus?" CNN, August 2, 2020, https://www.cnn.com/2020/08/02/health/gupta-coronavirus-t-cell-cross-reactivity-immunity-wellness/index.html.

T細胞會找到受感染的寄主細胞，將它破壞；第三種T細胞則會提供其他協助。

接種mRNA新冠疫苗後，手臂的肌肉細胞會吸收裝載mRNA的小脂肪滴，並開始製造棘蛋白。這時身體會以為，這些肌肉細胞受到新冠病毒感染了。〔18〕於是，先天免疫系統會先出來抵禦，所以會有手臂痠痛、發燒，有時伴隨肌肉痠痛的現象。接著，那些複製了新冠病毒棘蛋白的細胞，會被某些免疫細胞逮住，它們會跟負責製造抗體的細胞溝通，最後製造出專門對付新冠病毒的抗體。這個過程發生在你的適應性免疫系統。

至於用DNA製作的疫苗，結果也一樣：將指示傳給免疫系統，以激起它對新冠病毒的反應。不一樣的是，這個指示不是直接以mRNA傳送，而是使用改造過的腺病毒。腺病毒是一種常見病毒，會引起一般感冒或類流感的症狀。科學家會先讓腺病毒失去活性（失去在人體細胞內複製的能力，換句話說，不會造成感染），然後把它們當成遞送棘蛋白基因到細胞的工具。疫苗注射入手臂後，腺病毒會和人體細胞相遇，與細胞表面的蛋白質結合。接著，細胞會形成胞內體將腺病毒包覆起來後吞噬。腺病毒在進到人體細胞後，會突破包覆並進入細胞核，也就是細胞內的DNA所在之處。這時腺病毒會把攜帶的DNA釋放到細胞核裡，我們的細胞在讀了這些製造棘蛋白的指示後，會將ＤＮＡ轉錄成ｍＲＮＡ，並根據它合成棘蛋白。最後，棘蛋白刺激免疫系統，使它產生對新冠病毒具有專一性的抗體，並活化Ｂ細胞和Ｔ細胞。

許多這類疫苗，不管是ｍＲＮＡ疫苗或ＤＮＡ疫苗，接種兩劑之間都需要間隔數個星期。打完第二劑的一、兩天後感到不舒服的人，應該感謝他們的免疫系統，因為這代表疫苗發揮作用了。第一劑疫苗的目的，是在模仿感染並組建軍隊，但這支軍隊的士氣並不高。第二劑疫苗才真正激怒了軍隊，並告訴它們事態嚴重，必須火力全開來對抗病毒。打完第一劑便出現反應的人，有可能之前就感染過新冠病毒，儘管他們可能不自知。有一點要釐清：即使是感染過新冠病毒的人，還是應該接種疫苗，這樣萬一日後再次感染，整體免疫反應才會增強。另一些需要多次接種的疫苗還包括：麻疹、腮腺炎暨德國麻疹混合疫苗（ＭＭＲ）疫苗、Ａ型肝炎和Ｂ型肝炎疫苗，以及帶狀皰疹疫苗等。

二〇二一年春天，就在美國全力生產疫苗時，我拜訪了位於密西根州卡拉馬祖

18 Thaddeus Stappenbeck, "If You Don't Get Sick After Your COVID-19 Vaccination, Does It Mean Your Immune System Isn't Working?" Cleveland Clinic, "Health Essentials." February 16, 2021, https:// health.clevelandclinic.org/if-you-dont-get-sick-after-your-covid-19-vaccination-does-it-mean-your-immune-system-isnt-working/.

（Kalamazoo）的輝瑞藥廠，與負責全球供應的總裁邁克・麥德莫特（Mike McDermott）會面。該藥廠每個星期生產數百萬劑疫苗，他們希望到該年底能達到二十億劑。[19]將生產規模擴大十倍是一項壯舉，靠的是卓越技術，再加上過程中不斷改進和創新的結果。輝瑞可能將原有的設備在使用上做了些調配，但大多數設備都是我去年沒見過的。在還不確定產品能不能誕生、臨床試驗連個影兒都還沒有的時候，他們就已經投注了數億美元——我去那裡的時候，已經將近二十億美元了。

在輝瑞選定最終疫苗前，他們有四個候選對象，這代表麥德莫特和他的團隊必須做好往任何方向發展的準備。他告訴我，他的處境就像是想要做個很棒的甜點，但不知道該做什麼，所以只好把做蛋糕、布朗尼、派餅與冰淇淋的原料都先買齊了。「填滿這個食物櫃真的花了很多很多錢，」麥德莫特打趣的說道。

麥德莫特和他的團隊判斷，最可能導致他們的速度慢下來的原因，將會是原物料短缺，特別是裝載mRNA、讓它們能安全抵達細胞的脂質。脂質奈米顆粒還沒有在大規模生產的商品上使用過，現在脂質的需求量會突然大增。所以輝瑞除了跟這些脂質供應商密切合作，以提高脂質產能外，也同時在現場生產脂質。

最終能成功生產這麼多疫苗，要歸功於一個大小跟二十五分錢硬幣一樣的發明。

「整部機器的核心，就是這個叫『衝擊噴射混合器』（impingement jet mixer）的東西，」麥德莫特一邊說、一邊用手指轉動它。衝擊噴射混合器又被暱稱為「攪茶器」，它的操作原理是從一側射出脂質、另一側射出mRNA，然後利用大約四百磅的壓力讓兩者結為一體，所以製造出來的脂質奈米顆粒基本上就是疫苗。這裡的脂質可不是隨便的脂質，而是用四種脂質成分精心調配出來的，不但能保護mRNA在運送過程中不被破壞，還能在進入細胞後就釋出mRNA。製造脂質奈米顆粒並不是新技術，麥德莫特表示，最困難的其實是擴大生產規模。初次見到衝擊噴射混合器時，他的第一個反應是：「你是認真的嗎？」他實在沒有信心，也無法想像怎麼從這個東西生出幾十億劑疫苗。但是最後憑藉複製這個硬幣大的混合器和到位的技術，他們守住了產能，解決了這個問題。這是麥德莫特的登月之舉。

「小時候，我父親在美國航太總署工作，」麥德莫特告訴我，「他很幸運，阿姆斯壯登陸月球那個精彩時刻，他正好在休士頓的控制中心工作。我從沒想過自己的人生也會有這個時刻。這種事情再發生一次的機率微乎其微，不是嗎？」

19 See Amanda Sealy, "Manufacturing Moonshot: How Pfizer Makes Its Millions of Covid-19 Vaccine Doses," CNN, April 2, 2021, https://www.cnn.com/2021/03/31/health/pfizer-vaccine-manufacturing/index.html.

二〇二〇年十二月十三日，將第一批疫苗從工廠寄出時，麥德莫特心中湧現一股登陸月球般的感動。

我參訪工廠時，見到了倉庫、生產疫苗的地方，還有超低溫的冷凍廠——攝氏零下八十度（你家裡的冷凍庫大概是攝氏零下二十度），這是存放待測疫苗的地方。完成純度測試、流程和文書處理大約需要三十天，接著便可以將疫苗裝成小瓶發貨了。目前的重點是讓生產持續進行，同時視需要開發新變異株病毒的疫苗。二〇二〇年十二月的一個晚上，我在電視節目談論這個剛獲得授權的疫苗。主播問起我的感想時，我發現自己從來沒想過這件事，我一直專注在報導疫苗的臨床試驗進度，解釋數據和製造過程。停頓了一會兒後，我說：「日後人們將會一代一代傳揚這些疫苗的故事。」當時我心裡所懷的敬意，跟提及公共衛生過往令人矚目的成就一樣。即使這場疫情過了，醫學創新的腳步也會因為這一年發生的事，永遠改變。

這就像羅傑．班尼斯特（Roger Bannister）四分鐘內跑一英里的故事。一九五六年，班尼斯特成了史上第一個四分鐘內跑完一英里的人——過去有許多人認為，這在人類根本是不可能的事。然而，沒多久後，比他更快的跑者出現了。時至今日，就連青少年都做得到。班尼斯特成為第一人當然了不起，但他留給我們最大的影響，是讓我們知道這件事是可能的。這些疫苗也是如此。

我希望大家在更了解這些疫苗的作用機制，以及它們是怎麼來的之後，更能接受這個現代奇蹟，而不是害怕它，或更糟糕的，迴避它。身為醫生，經常有人針對特定情況這麼問我：「如果是你，你會怎麼做？」我認為這是個好問題，因為我需要整合所有大大小小的資訊，包括臨床試驗的結果、各種案例的報導，才回答得出來。這是我一直在為患者跟家人做的事。我是家中唯一的醫生，早在我上電視做報導之前，我就在做這樣的事了。在做足了功課後，我決定接種疫苗，也建議父母這麼做。我的孩子所屬的年齡層可以接種疫苗時，我也確保她們接種了來保護自己，同時幫助減少社會整體的病毒傳播。就像我在談到兒童疫苗時常說的，我讓自己的孩子接種疫苗不只是因為我愛她們，還因為我也愛你的孩子。〔20〕

20 See Dr. Sanjay Gupta, "Benefits of Vaccines Are a Matter of Fact," CNN, January 10, 2017, https://www.cnn.com/2017/01/10/health/vaccines-sanjay-gupta/index.html.

揭穿關於疫苗的十大迷思〔21〕

迷思：疫苗會造成不孕，並且增加罹患癌症和失智症等多種疾病的風險。

事實：新冠疫苗不會影響生育能力。它之所以會跟不孕扯上關係，是因為我先前提到的syncytin-1蛋白質是哺乳動物胎盤的重要組成。它的基因序列跟新冠病毒的棘蛋白有部分相似。這個迷思所持的理論是，萬一疫苗引發身體製造對抗syncytin-1的抗體，導致它攻擊並排斥人類的胎盤蛋白質，就會造成女性不孕。然而，它們之間的相似程度不足以導致這樣的結果。就像兩個人的電話號碼裡都有數字五，雖然有部分數字相同，但光是撥打這個數字並不會接通另一個人。〔22〕再者，如果這個不孕的理論真的成立，我們應該要在幾千萬名感染或打了疫苗的人身上看到生育統計數字有所改變。在輝瑞的疫苗試驗期間，參與研究的志願者中有二十三名女性懷孕，其中只有一人流產，而且她接受的不是真正的疫苗，而是安慰劑。

迷思：疫苗會改變我的DNA。

事實：如果對生物化學缺乏認識，很可能會以為，注射到我們體內的遺傳物質會跟DNA混在一起而帶來改變。但事實並非如此（如果真是這樣，我們都可以擁有超能力了！）。你不會因為接受了疫苗就成了基因改造生物。這些疫苗也不是「基因療法」，這跟新冠病毒是完全不相干的議題。首先，做為信使的mRNA疫苗並不會進到細胞核。它們將棘蛋白的製造說明親手送到後，就被細胞摧毀了（它們殺了信使）。使用病毒載體（腺病毒）疫苗的DNA確實會進到細胞核，但它們不會跟你原本的DNA混在一起。這類疫苗已經有五十年歷史，它們只是運載基因的工具，讓細胞得知如何製造新冠病毒的棘蛋白抗原而已。這跟引起愛滋病的反轉錄病毒（retroviruse）不同，野生型（wild-type）的腺病毒並沒有將自己的DNA跟宿主細胞DNA結合所需的酶機制。正因為這樣，它們成了製造傳染病疫苗的最佳平台。

21 Severa lcredible sites have debunked myths about the COVID vaccines and continue to post updates. Among them: Johns Hopkins Medicine at https://www.hopkinsmedicine.org/health/conditions-and-diseases/coronavirus/covid-19-vaccines-myth-versus-fact; and the American Association of American Medical Colleges (AAMC) at https://www.aamc.org/news-insights/6-myths-about-covid-19-vaccines-debunked.

22 See Brenda Goodman, "Why Covid Vaccines Are Falsely Linked to Infertility," WebMD, January 12, 2021, https://www.webmd.com/vaccines/covid-19-vaccine/news/20210112/why-covid-vaccines-are-falsely-linked-to-infertility.

迷思：接種這些疫苗的人是小白鼠。研究人員開發新冠疫苗的過程很倉促，所以它的有效性和安全性都還不能信任。

事實：這些疫苗之所以這麼快取得授權，有部分原因是我們省略了某些繁文縟節，而不是粗製濫造。就像我說過的，我們發展ｍＲＮＡ疫苗已經幾十年了。這些大公司之所以能在疫情開始時就著手開發疫苗，正是因為他們手上已經掌握這項技術。幾個傳統一點的方法也是幾十年的經驗得來的成果。這些疫苗開發公司沒有跳過任何測試，而是同時進行好幾個步驟，以便更快收集和共享數據。透過社交媒體協助，這些公司找到了願意參與試驗的自願者，已經有數百萬人證實這些疫苗確實有效。由於新冠肺炎傳染力強且傳播範圍廣，因此很快便能看出疫苗接種是否有效果。

迷思：我從來不打流感疫苗，因為打了後就跟得流感一樣。如果打新冠疫苗也會讓我不舒服，像是有副作用或因此感染新冠肺炎，我何必接種疫苗呢？

事實：沒有任何新冠疫苗會讓你感染新冠肺炎。棘蛋白會刺激你的免疫系統，讓它具備辨識並攻擊新冠病毒的能力，但並不會使你感染新冠肺炎。疫苗引起的所有副作用，都是因為免疫系統受到刺激，發揮作用所致。你也不會因為接種了流感疫苗而得到流感。如果你打了流感疫苗後感到不舒服，很可能是你的免疫系統起作用了，或是你在疫苗發揮作用前就已經感染了病毒。同樣的，新冠病毒也需要時間才能發揮作用。你不會在接種疫苗後立刻具有免疫力。嬌生疫苗在施打第一劑的兩個星期後，會達到最佳保護力，mRNA疫苗則是在打了第二劑的兩個星期後，所以千萬別錯過第二劑疫苗。雖然打完第一劑的幾個星期後，就有五成多一點的免疫力，但是你需要第二劑才能讓免疫力達到九成以上。打完疫苗後確診並產生症狀的人，有可能在疫苗發揮作用前就已經感染病毒了，或屬於少數未能獲得足夠保護力的人。跟某些報導的內容相反，你不會因為接種疫苗而開始傳播病毒。

迷思：我已經得過新冠肺炎，為什麼還要接種疫苗呢？我都已經有天然免疫力了。我會過敏，所以……

事實：先前的感染確實能提供抗體保護，對免疫系統的其他方面也可能有所提升。然而，接種疫苗仍有好處，它對抗變異株的效果看起來比較好，整體保護力也比較強。我們還沒有在美國見到明顯的再感染（reinfection），但是其他出現變異株的國家，比如巴西，便受到了嚴重的打擊。即使有嚴重過敏的人，包括需要隨身攜帶腎上腺素注射器的人，也可以接種疫苗，但建議在有特殊監控的醫療機構進行。許多長新冠患者在接種疫苗後，症狀都明顯改善，甚至完全消失了。

迷思：疫苗中含有可疑物質，有些是用來監視或控制我們，甚至會把我們變成殭屍。

事實：跟網路上流傳的錯誤資訊相反，疫苗裡不含任何可疑成分，或某些人說的「有毒物質」。裡頭沒有植入任何晶片或追蹤器。除了主要成分——殺死新冠病毒的基因指令，就只有做為輔助成分的脂質、鹽和少量的糖。它們也不是用胎兒組織做的。

迷思：只要打了疫苗，我就不怕感染，可以完全恢復正常生活了。

事實：疫苗能大幅降低你發生重症或突破性感染的機率，但你還是有可能傳播病毒。直到我們的國家——以及全世界——大部分的人都接種疫苗之前，我們只能繼續做好防疫工作。世界上有些地區仍有大量病毒傳播，雖然機率不高，但即使打了疫苗，你仍然有可能成為不知情的病毒帶原者。事實就是這樣。在足夠的人接種疫苗前，時間很可能是該地區每日平均確診率低於百分之五以下時，建議你在某些情況或場合最好還是戴口罩。這個數字代表我們對新冠病毒的應對已經從緩解進到遏制了。到那個時候，我們才能說事情終於在我們的掌控中了，接著就是收拾善後，對這場疫情最後的餘燼進行檢測、追蹤和隔離。就算那時病毒還存在，也不致帶來太嚴重的後果。

迷思：我周圍的人都已經打過疫苗了，疫情現在也已經控制住，為什麼我還要接種疫苗？我不能當群體裡沒有打疫苗的人嗎？

事實：我們不知道一個社區要達到什麼樣的免疫程度，才能稱為「群體免疫」。關於新冠肺炎達成社區免疫所需的確切百分比，是個不斷改變的目標。傳染力極強的麻疹，需要有九十五％的群眾免疫了，才算達到社區免疫的標準。二〇二一年春天，根據新冠病毒的傳染力訂出來的目標接近七十五％。然而，由於陸續出現新的變異株，這個社區免疫的方程式不斷在改寫。病毒的傳染力愈強，就需要愈多人接種疫苗。此外疫苗在全球各地的分布並不平均，沒有接種疫苗的地區，很可能成為病毒變異株的溫床，只要一上飛機，就會對已接種地區的人民帶來威脅。低收入國家和高收入國家（特別是有能力生產疫苗的國家）間的不平衡，將會持續一段時間，直到我們透過全球疫苗聯盟（Vaccine Alliance，簡稱 Gavi）和流行病預防創新聯盟（Coalition for Epidemic

Preparedness Innovations，簡稱CEPI）讓疫苗的供應在全球達到平衡。疫苗和其他具有智慧權的產品不一樣，它不是解除專利、分享配方和作法就能立刻複製的。疫苗開發是門需要下數年功夫的學問。再者，快速興建一座疫苗製造廠也不是件容易的事，除了各種設備、基礎建設、原物料，還要有具備經驗的人員，才能大規模生產疫苗。最後別忘了，美國的人口中成人大約占七十五%，但不是所有成年人都願意接種疫苗，占總人口二十五%的孩童中，也會有一些人的父母不打算讓他們接種疫苗。各年齡層願意接種疫苗的人愈多，我們才能離社區免疫愈近。

迷思：病毒變異的速度快過疫苗開發的速度，總有一天我們會輸給病毒。所以何必接受一個沒有用的疫苗呢？我聽說它們根本沒辦法預防病毒感染或傳播。

事實：對抗病毒變異株最根本的方法，就是積極接種疫苗以阻止病毒複製和變異。就算疫苗的能力在面對變異株時比較弱，也不會完全沒用，不管是正中目標，或只是破壞了病毒的適應性，都是我們用來攻擊病毒的子彈。

關於感染，雷德菲爾德醫生特別跟我提了一個違反直覺的細節，這是大多數的人沒想過的「病毒—疫苗」關係：疫苗的目的不見得是預防感染，有時是改變病毒和宿主間的互動。它們讓天平向宿主傾斜一點，讓病毒導致疾病的機率小一點。接種過疫苗的人被某人打噴嚏噴出的病毒微粒噴到後，仍然有可能感染。病毒還是會入侵，但宿主的身體現在對於病毒已不再是舒適的環境，它們可能無法好好複製，或是複製出來的病毒量不足以引起症狀。然而，接種過疫苗的人還是有可能傳播像Delta這樣強大的新病毒株。所以疫苗不見得能預防感染，但確實可以降低傳染和惡化成重症的機率。而且很重要的，它們在預防感染後死亡的效果，幾乎是百分之百。也請注意，你日後接受的追加劑，不一定要跟第一劑是同一個廠牌，或是同一類型的疫苗。有證據指出，疫苗混打或許能提供更好的保護力。

迷思：我有許多潛在的身體狀況，像是慢性發炎、過敏，還對環境中的許多化學物質敏感。我認為我的身體承受不了疫苗這麼巨大的衝擊。

事實：身體的潛在問題會使新冠肺炎的病症更嚴重、更複雜，因此更需要接種疫苗。事實上，有癌症、自體免疫疾病和心臟病等高健康風險的人，都應該優先注射疫苗。疫苗不會加劇潛在疾病的「病毒接觸」。對自己的身體狀況或疫苗的潛在副作用有顧慮的人，在做決定時可以問問醫生的建議。但我要再次強調，不能把嚴重不良反應跟預期中的疫苗副作用混為一談。大約十%到十五%接種疫苗的人會有頭痛、手臂疼痛、疲倦和發燒的症狀。這些情形大概在一天後便會改善。再說一次，這代表疫苗在發揮作用——為你的免疫系統做好對抗新冠病毒的準備。

沉睡的巨人

科學家最早拿來直接做基因測序的病毒，是某種已經滅絕B型肝炎病毒。[23]它來自七千年前，某個死於德國中部山谷的二十多歲男性，可能是農夫。我們用現在的遺傳工具在他的牙齒找到一個有趣的線索——一段會感染肝臟的病毒DNA，這或許可以解釋為什麼他年紀輕輕便去世。儘管如今我們已能用疫苗來預防B型肝炎，但是世界各地仍有數億名受感染者，它依舊是全球主要的健康問題。這個病毒感染的雖然是肝臟，但它能透過血液在全身循環，進到骨頭和牙齒，最後留在那裡。世界衛生組織正在提倡疫苗接種運動，希望全世界都能對這個古老的瘟疫免疫。

得知我們可能得一輩子跟新冠肺炎——一場新興的瘟疫——共同生活，很是令人沮喪。不過在我們度過這場大流行病，並為可能發生的下一場做準備的當下，這可能是我們最不需要擔心的事了。許多病原體都在等著跟我們做近距離接觸，當中不乏比新冠病毒更狠毒的角色。跟其他病原體比起來，病毒有個很大的優勢——它們不是活的生物，所以理論上它們可以靜靜蟄伏，等到時機恰當時再展開行動。

典型案例：幾年前，法國科學家喚醒了一個在西伯利亞凍原沉睡了三萬年，蓄勢待發的巨型古老病毒——西伯利亞闊口罐病毒（*Pithovirus sibericum*）。〔24〕這種病毒只會感染單細胞的阿米巴原蟲（好險！）但是這個發現讓科學家不免要想，融化中的凍原中是否還藏著其他伺機等待新宿主的微生物。如果三萬年前的病毒還保有感染能力，其他微生物也可能再訪人類，釀成災難。也就是說，沒有什麼病毒是能真正根除的。只要一個不留意，像天花這樣毀滅性的疾病，還是可以捲土重來。

好消息是，我們有現代科學——以及我們學到的經驗——作為後盾。

23 See Sarah Zhang, "The Oldest Virus Ever Sequenced Comes from a 7,000-Year-Old Tooth," *Atlantic*, May 9, 2018, https://www.theatlantic.com/science/archive/2018/05/a-7000-year-old-virus-sequenced-from-a-neolithic-mans-tooth/559862/.

24 See Matthieu Legendre et al., "In-depth Study of Mollivirus sibericum, a New 30,000-y-old Giant Virus Infecting Acanthamoeba," *Proceedings of the National Academy of Sciences of the USA* 112, no. 38 (September 2015): E5327–335, doi: 10.1073/pnas.1510795112. Epub 2015 Sep 8.

PART 2

杜絕大流行病

Becoming Pandemic P.R.O.O.F.

認為地球的生命脆弱是一種錯覺，地球上的生命是宇宙中你想像得到最堅韌的一張膜，它不受機率影響，它將死亡拒之門外。而人類不過是短暫而嬌弱的過客。幾千年來，人類一直自認高於其他生物一等，也致力用自身智力證明這一點。但正因為那是錯覺，所以我們過去沒有成功，現在也好不到哪裡去。

——前耶魯醫學院病理系主任和院長路易斯・湯瑪斯（Lewis Thomas），《細胞生命的禮讚：一個生物學觀察者的手記》（*Lives of a Cell: Notes of a Biology Watcher*），一九七四年。

二〇二〇年春季的某一天，我收到約一萬四千封電子郵件——大概每六秒就一封。每次手腕上的表一振動，我就看一下，然後思緒就會被帶開來。一分鐘會看個十次，即使是應該睡覺的時間也這樣。我這輩子從來沒有忙得這麼不可開交，就連擔任神經外科住院總醫師時，每個星期工作超過一百個小時，也沒像這樣被工作淹沒。每當我準備回覆一封信，又會有好幾封信件寄達，有時是催我趕緊回覆一封我根本還沒空讀的信。

我太太開玩笑的問我那些信是怎麼回事。我開玩笑的說我也不知道，好像是跟某個新品種三色貓有關。她問我有沒有收到關於某種新型冠狀病毒的信。我搖頭：「沒有，那是什麼？」這樣的互動為我帶來了喜劇般的療癒效果，這正是當時我需要的！

我們都經歷了人生中極其重大的歷史事件。它讓我們更認識自己，更認識我們與他人的關係、我們的環境，以及這個星球上微妙的平衡。雖然科學家幾十年前就準確預測到這樣的大流行病，但它實際到來依舊令許多人驚慌失措，或許是因為我們一直處於否認狀態，於是把注意力放在其他更急迫的威脅，例如恐怖攻擊、網路安全的漏洞上。對人類而言，要為看不見或尚未有形體的事做預備，不是那麼容易——不管是我們本身還是我們的父母，都沒有這樣的經驗。有些人會採取一些措施，來減少像颱風之類的天災帶來的災情，因為它們發生得頻繁，能夠預測。但是像新冠肺炎這種規模的公共衛生危機呢？如果二〇一〇年有人警告你，十年後將會發生這樣的事，你大概會持懷疑態度；病原體橫掃全球、摧毀我們的社會與經濟，這樣百年難得一見的事實在教人難以置信。

然而事實是，明天發生大流行病的機率，跟昨天、今天都是一樣的。不過有件事起了巨大變化：我們的認知。醫學和公共衛生界外的朋友都因新冠疫情，上了一堂速成的病毒動力學、抗體和疫苗課。現在世界各地、各個文化和語言都在談這些詞彙。我們也得到了慘痛的教訓——這個星球是我們與其他生物共享的，偶爾便會有生物離開原有的棲息地，去尋找新宿主。

將來，我們的生活中會有愈來愈多來自病菌的威脅，很可能是某個病毒從動物跳到人類，引起疾病後藉由人傳人快速傳播，然後在帶原者不知情的狀況下搭了飛機、火車或船，在全球大開殺戒。氣候變遷、森林砍伐、棲地破壞、人類遷徙、大眾運輸，以及為了發展經濟而過度開墾野生地區等各種原因結合起來，為這些疾病爆發鋪平了道路，使它們愈來愈常見，也愈加危險。這些病原體有時非常狡猾，它們專門找脆弱的人下手，然後利用人與人之間的互動，像是握手、擁抱、親吻等肢體接觸，或是共享的空氣傳播。一旦來了，它們就沒打算離開。

對於新冠病毒，鮑伯・雷德菲爾德說：「這個病毒大概會一直賴著我們，不會消失了。」就像一九一八年的流感也從沒離開過一樣；它的後代一直以較容易預測的季節性流感留在我們身邊。

但雷德菲爾德同時也抱著希望。我們將學會怎麼跟這個在疫苗和天然抵抗力施加的壓力下，不斷變異和突變的病毒共存。隨著時間一個月、一個月過去，具有抵抗力的人愈來愈多，我們抵禦病毒的能力也會愈來愈強，只不過病毒的動力學也在跟著改變。這條街道是雙向的：我們愈認識病毒，病毒也會愈認識我們。在我們適應的過程中，病毒也在適應。這是一場賽跑。我們必須在病毒突破防線前，建立起防禦能力。這麼一來，我們便得以在與微生物和病原體共享的星球上，自在的生活。雷德菲爾德是個信仰虔誠的人，他仍謹守著公共衛生的一根核心支柱：絕對別將科學束之高閣。他經常想起一首美國戰時老歌的歌詞：「讚美上帝，然後把子彈遞給我。」

這些事對下一波大流行病有什麼意義呢？除了讓科學使用神奇的疫苗拯救我們，我們個人要怎麼做，才能讓自己不受下一個肆虐的病原體侵害，並確保家人安全呢？要如何維護我們的身心健康？我們應該記取哪些實際的教訓，以守護自己和家人的未來？如果你因為感染新冠病毒，成了有慢性健康問題的長期患者，事情看似沒有終點呢？這些問題——以及更多其他問題，它們的答案都在這本書的第二部。我們前方的生活不只是疫苗而已，而是疫苗及其他。

和各學科的專家會談數百個小時後，這個主題誕生了：儘管聽起來很大膽，但一個社會確實有可能在本質上杜絕傳染病大流行（pandemic proof）。就像國家安全或網路安全，防患大流行病也需要大量投資、規劃和付出努力。我將從世界各地的專家集結的智慧，以PROOF為縮寫，設計了一個杜絕大流行病的計畫：

P：預先計畫，我們絕對不能再次措手不及。（Plan ahead.）

R：重新思考並看待風險，評估不確定的事和著眼看不見的威脅。（Rethink and rewire risk in your brain.）

O：維持最佳健康狀態，為抵禦大流行病做好準備。（Optimize health.）

O：為家人做好安排，學習以調整過的方式過每一天。（Organize family.）

F：為我們的未來而戰。你的健康取決於世界各地其他人的健康。（Fight for the future of us.）

路易斯・湯瑪斯是他那時代非常傑出的思想家和作家。他是一名醫學詩人暨哲學家，曾擔任斯隆凱特林癌症紀念中心（Memorial Sloan-Kettering Cancer Center）的主席、紐約大學和耶魯大學的醫學院院長，但是他最為人所知的，是將生物學的奧祕寫成平易近人的文章，讓一般人也能讀懂。他的經典著作《細胞生命的禮讚》（*The Lives of a Cell*）於一九七四年獲得美國國家圖書獎，在當中他寫到了人類的脆弱對比地球的強健。這個觀點和我經常在想的一個問題不謀而合：人類是不是也是一種病毒呢？試想一下，這個比喻是可以成立的：我們找到地球這個行星做為宿主，耗盡了這個星球上的資源，把她逼到了絕境，但還是留給她一條活路——一具空殼。我們以全球暖化讓她發燒，逐漸破壞了地球的周邊防禦，就像病毒緩緩摧毀身體的免疫系統那樣。現在，我們甚至開始在附近尋找新宿主，例如火星。我們能走多遠？要如何生存下去呢？

我這本書是個號召行動，我相信人類與其宿主之間——沒錯，不只是病毒和人類，還有人類和地球之間——可以找到正確的平衡。真正的問題在於我們要如何在地球上共存，甚至繼續保持興盛？如何保護這個良善不吝給予的星球，同時和隨時準備展開攻擊的新興病毒（包括新冠病毒）和平共處？

歡迎來到更美好的常態。

5 預先計畫——我們絕對不能再次措手不及

Plan Ahead. We Should Never Be Caught off Guard Again

跨過我們的北方邊境，當新冠病毒出現在加拿大卑詩省，邦妮・亨里醫生（Bonnie Henry）大概是少數沒有震驚失措的人之一。身為該省的衛生官員，她早在美國意識到即將發生的事之前，就已繫上安全帶，做好了準備。透過定期向大眾提供重要信息，亨里成了卑詩省家喻戶曉的人物——藉著著名的口頭禪「善良、冷靜、安全」〔1〕，她成了理智的聲音，被譽為「全球最有效率的公共衛生人物之一」、「通過了新冠病毒的考驗」。〔2〕

1 See Bonnie Henry, *Be Kind, Be Calm, Be Safe: Four Weeks that Shaped a Pandemic* (Toronto: Penguin Canada, 2021).

2 See Catherine Porter, "The Top Doctor Who Aced the Coronavirus Test," *New York Times*, June 5, 2020, https://www.nytimes.com/2020/06 /05/world/canada/bonnie-henry-british-columbia-coronavirus.html.

就像黛博拉．柏克斯，亨里也不是新手。她擅長從數據中找出模式——不只是病毒傳播的模式，還包括每次疫情過後，政府機構有多麼容易忘記教訓的模式。也跟柏克斯一樣，亨里運用她得之不易的經驗，來控制和減少病毒傳播。卑詩省對病毒而言是塊肥美的地方；它距離華盛頓州很近，美國最初的幾個案例就是在這爆發的，另外，它有大批人口往返中國，而中國是這次疫情爆發的起點。

但是疫情並沒有重創卑詩省，至少一開始沒有。在亨里的領導下，他們在二〇二〇年一月的第二個星期採取了果斷的措施，有效的跟民眾溝通，告訴他們要怎麼做才能保持安全，以及這麼做的原因和方法。讓我重述這三個有效應變的要素：**跟民眾溝通他們要做什麼、為什麼要這麼做，以及我們會怎麼幫助他們達成任務**。舉個例子，對於那些感染者或接觸者的家庭，她會派人前去他們家中提供隔離期間的協助，確保他們生活無虞——有東西吃、有人幫忙照顧孩子與遛狗，該有的藥物也不落下。「這麼一來，我們就能專注處理那些頑固的人了，」她笑著告訴我。

我並不是說這對亨里是輕而易舉的事。她必須說服政府花錢，並提倡大規模的行為改變，包括關閉學校、酒吧，隔離感染的人，以及嚴格落實社交距離。就像美國的某些地方，亨里的居家措施也遭到反對和蔑視。她早期警告「很快就會有確診案例」

時，也遭受了質疑和不滿。這種預警甚至讓她的上司，衛生部副部長感到不悅。儘管形勢不利、生活受到干擾，但是她知道，為了讓她服務的民眾信任她，她的態度必須坦誠而開放。隨著亨里的預言逐漸應驗，她的努力不懈也收穫了回報。打從首次聽說中國出現「非典型肺炎」，她就對某件最初很少人考慮的事格外謹慎——那就是保密。卑詩省有很多亞裔定居，就像美國一樣，自疫情爆發以來，反亞裔種族主義和仇恨犯罪日趨嚴重。在卑詩省更是如此，因為疫情初期的案例都跟中國有關，導致大家開始使用「中國病毒」或「武漢流感」等稱呼。亨里擔心這些受感染的居民會遭到不公平對待，或是受到鄰居歧視，因此她要求團隊成員去這些人家時要特別謹慎。

黛博拉．柏克斯和邦妮．亨里，這兩位美國和加拿大傑出的疫情應變指揮官有許多共通點。她們都曾在軍隊工作（亨里出身軍人家庭，長大後成了海軍醫生），都把生命貢獻在追逐傳染病和預防大流行，這通常需要付上昂貴的個人代價（工時長、失去婚姻），得長時間待在流行病熱點。媒體也注意到了她倆特有的風格——女性的面紗下，蘊藏著勇猛的戰士精神。柏克斯的圍巾有自己的Instagram帳號，加拿大設計師約翰．弗拉沃格（John Fluevog）特別為亨里設計了鞋子，還出了限量版的「亨里醫生」鞋來支持抵禦新冠病毒（預售利潤全數捐給卑詩省的食物銀行）。溫哥華的冰上曲棍球隊「加人隊」（Canucks）在季後賽的T恤上印了亨里的名字，該省的原住民還授予她一個榮譽稱號：*Gyatsit sa ap dii'm*，意思是「我們當中頭腦冷靜的那個」。〔3〕主流圈視她為溝通大師，認為她撫慰了卑詩省人的焦慮和疏離感。她沒有小孩，卻有一種母性和安慰的力量，這正是人們渴慕的。從某個角度看，她轄區裡的人都是她的孩子。

三十三年的醫學生涯，讓亨里做好了打這場新冠肺炎戰役的準備。她曾是艦隊醫官，在海上照料一千多名士兵的健康、在聖地牙哥市區的診所當過家庭醫學科醫生、在烏干達擔任過流行病學家，協助接觸到伊波拉病毒的家庭做隔離，並於二〇〇三年擔任多倫多的抗SARS指揮官。SARS對她和她的國家都是印象深刻的教訓。

二〇〇三年三月七日，一個患有類似肺結核怪病的年輕人進了急診室，亨里被派去了解狀況。事實上她早已有所懷疑，因為她關注了某件大多數人忽略的事：香港爆發疫情。幾個星期前她就發現，疫情有日益嚴重的跡象，並提出遠距疫情爆發的警報，指出加拿大隨時有可能受到影響。她要求醫院的醫生對重症流感患者——特別是原本身體健康的人——提高警覺，可惜這個要求遭到忽視。於是，令人難過但不意外的，這名年輕人的感染很快便擴散到整個急診部門。他成了案例A；病毒是他的母親從香港帶來的，兩天前她在家中過世了。亨里立刻著手制定了遏止SARS在加拿大擴散的計畫。最後，多倫多有四十四個ＳＡＲＳ死亡案例，當中有許多可以回溯到這間醫院。所以在步入二〇二〇年之際，當她再次聽到某種嚴重的呼吸道傳染病正在武漢迅速蔓延，耳朵立刻豎了起來。這絕對是非比尋常、「需要擔心」的事；在她聽來，這就像一場大流行病的開端。早在世界衛生組織正式宣告大流行的十週前，亨里就已經知道「ＳＡＲＳ的後代」誕生了。現在最重要的事，就是妥善因應。

她替世界衛生組織在烏干達追蹤伊波拉疫情時，學到應對措施中有個關鍵、但是經常遭忽略的重點。那就是在告訴大家需要做什麼、以及為什麼要這麼做時，必須先確定這些事是可行的，並且解釋該怎麼做。例如隔離要有效，得先安排好食物跟住處，再搭配密集保持聯絡。她也記取過去的經驗，二〇二〇年時，沒有再過度強調嚴格的限制令，或是懲罰違反公共衛生法的人。相反的，她倡導三個C：信心（confidence）、能力（competence）和憐憫（compassion）。而她的信心和能力，來自過去這些年與大流行病交手的經驗。

3 See Thom Barker, “Dr. Bonnie Henry Given New Name in B.C. First Nation Ceremony: ‘One Who Is Calm among Us’,” Victoria News, May 26, 2020, https://www.vicnews.com/news/dr-bonnie-henry-given-new-name-in-b-c-first-nations-ceremony-one-who-is-calm-among-us/.

在危機事件中管理人的行為時，憐憫心很受用。大家在危機中會感到焦慮是正常的。她不想用世界末日般的壞消息來讓大家更不安，但又得告訴民眾危機的真相，讓他們願意為維護自己跟家人的安全做好準備。她說：「很多公共衛生議題，知道什麼時候要推一把——以及什麼時候暫且收起你的解決之道，等待恰當的政治和社會時機，是非常重要的技能。」

這就是亨里厲害的地方，但要拿捏得恰到好處依舊是個挑戰。隨著確診人數愈來愈多，她在SARS爆發期間遇到的恐懼、傷痛、難過和憤怒等記憶，一下子全回來了。她噙著淚水向大眾公布這個訊息。她知道仁慈和同情心、以及對他人受的苦感同身受，將是她和社區打倒疫情最好的方式。

亨里醫生還提到一個我做報導時經常想到的問題：我們是不是低估了人們理解複雜事物的能力？我知道大家喜歡聽前線科學家和醫生的談話，想要了解我們醫生的理論，弄懂為什麼我們會說「還沒有明確的答案」。只要我們開誠布，觀眾是可以接受「不知道」或「目前還沒有結論」這種回答的。大家普遍喜歡看科學家思考問題、尋找解答的過程。這方面，《醫門英傑》（*Chicago Hope*）和《實習醫生》（*Grey's Anatomy*）等醫療電視劇做得很好，在頌揚醫生和護理人員拯救生命的能力之餘，也不隱藏他們的錯誤和窘境。但是在真實的世界，我們可能不會這麼完整的告知作法背後的思維，而只提供缺少細節、對大眾不見得有用的片段訊息。報導醫療新聞二十年後，我開始相信，我們不應該低估民眾的智慧以及他們對細節的渴望。儘管這些細節可能不容易理解，但攸關自己或親人的健康時，就算複雜大家仍願意試著了解。

一個有待回答的根本問題是：新冠肺炎會不會演變成像愛滋病毒一樣的流行病——始終存在，而且不斷變異。還是它會跟隨其他呼吸道疾病的腳步，像是肺結核和流感，每年在全球造成數百萬人感染。實情是：即使已經過了一百年，我們還是沒有完全了解流感。我們沒有花時間設計早期警訊系統，來告訴我們流感已經開始在社區傳播、或是病例激增，也沒有針對流感做辨識或篩檢工作，「或許我們將來應該這麼做，」柏克斯告訴我，「或許我們早該把它列入大流行病的預備工作中——確實掌握有多少流感案例、確實診斷出這些案例。流感是否也有無症狀的案例？學校裡有沒有孩子正在傳播流感呢？他們是否真的是流感的核心傳播者？你知道的，有時候我們明明擁有技術，卻沒有使用它。」

很顯然，我們需要建立一個頗為複雜的監控系統，來告訴我們傳播的程度、以及是否出現了新的變異種。知道病毒從動物擴散到人類的時間點，比我們過去以為的來得重要。想想看，如果監控系統能在病原體一從動物入侵到人類時就逮到它，不知道能挽救多少生命。我一直對人類無法偵測到微生物威脅這件事感到很不可思議，畢竟它們的威脅不容小覷。想一想，我們不但看不到、聞不到、聽不到、嘗不到、感覺不到病菌，甚至連懷疑它存在都沒辦法。因此，我們原始的「蜥蜴腦」對這些微生物毫無戒備。我們的大腦讓我們害怕黑暗、聽到巨響時會嚇一跳（這稱為「聲音驚嚇反射」（acoustic startle reflex））、天生就懼怕跌倒，然而卻需要高科技的監測系統，才能得知我們的病原環境出了問題。有些懼怕是學習而來的。跟那些為了基本生存與生俱來的恐懼不同，我們先天就欠缺能力察覺這些歹毒而細小的威脅。因此未來我們必須採取兩個關鍵措施。

一、定期採檢以找出病毒在哪裡、往哪邊擴散。利用採檢來「看見」病毒。

二、在病毒突變產生新的變異種或變異株期間，進行基因分析。基因組定序能讓我們精準追蹤病毒的演變。

傳播能力強、致死率相對較高的病毒株約有數千種。科學家正在研究，這些新的變異種造成的疾病，跟目前正在流行的變異種有什麼差別，以及這些變異種可能對現行的治療方法、疫苗和測試帶來什麼影響。一開始，英國等國家在這個重要策略上加快了腳步，而美國在這類高科技監控上是落後的。但是我們正在迎頭趕上。每個星期都有新的新冠病毒變異株出現，當中絕大多數危害不大，來去匆匆；有些雖會存在一陣子，但是沒有變得更普遍；還有些數量會持續增加一陣子，接著就消退了。感染型態改變時，我們很難判斷是什麼原因助長了這個趨勢。是人類的行為改變呢？還是病毒本身的改變？人類的眼睛和耳朵察覺這些威脅的速度有限，所以防疫很重要的一環，是必須發展新方式盡快察覺病原體的威脅。

亨里和柏克斯還有個共同點：她們都知道，如果不能將訊息正確傳遞給大眾，她們的科學敏銳度會打折扣。在我跟柏克斯談話的幾個小時中，她多次談到這一點。她提出了三個我們日後必須思考的重要課題：

「民眾的想法就是他們認定的現實狀況。」

「你管得住人們的行為，但管不住他們的思想。」

「我們得設法跟大眾交談、聽聽他們怎麼說，試著去了解他們。傳遞訊息的人跟訊息本身幾乎同等重要。」

最後這一點讓到處跑行程的柏克斯感觸特別深。她會配合聽眾調整訊息，有時甚至調整自己，好讓自己更合適傳遞訊息。來到大學校園時，她會扮演科學家加上奶奶的角色，警告年輕人別輕看感染這件事，因為我們還不知道它的影響會不會持續到你三十歲、四十歲甚至五十歲時。（第六章會提到，感染新冠病毒的孩子，有可能在染病的急性期就出現併發症，但也可能多年後才發作，箇中原因目前尚未明朗。）

去到原住民部落時，柏克斯會找致力於凝聚社區的領導人會談。她不僅是公衛領域的流行病學家，也是社會心理學家，這時她會抓住他們堅定、彼此守護的向心力。她知道這些人住在多代同堂的家裡，平均壽命是全國最短的一群，而且他們能找出一百萬個理由，來解釋為什麼自己總是諸事不順。然而只要他們團結起來，就能打敗那些藉口，扭轉事態。柏克斯選擇和他們站在同一陣線，坦誠的跟部落衛生官員討論其成員的脆弱之處：有高比例的人同時患有糖尿病和肥胖症等慢性疾病、社區的資金不足、醫療體系的人手不夠。她召集地方官員和部落領導開圓桌會議，告訴他們要怎麼做，才能減輕疫情肆虐對原住民保留區造成的危害，盡可能減少人命傷亡。她也在私人和公開場合諄諄叮嚀，只要戴口罩、保持社交距離，並且注意個人衛生等簡單的預防措施，便有助於克服這場獨特的挑戰。

例如，去到亞利桑納州薩爾特河的皮馬—馬里科帕（Pima-Maricopa）印地安社區時，她參與了他們守護薩爾特河（#SHIELD-UPSALTRIVER）的活動，並獲得部落衛生官員贈送的面具，上面有類似皮馬戰士在戰時使用的盾牌紋飾。現在它代表的是對抗病毒的戰役。你可能不知道，美國原住民受病毒的影響比白人更嚴重。二〇二一年，拜登總統將一．九兆美元新冠肺炎救濟經費中的三百一十一億，撥給了原住民部落，讓他們能夠做更周全的準備，並解決醫療系統缺失等導致他們在疫情中特別脆弱的長久問題。部落國家（tribal nation）有他們自己的社區，但他們也是美國這個大社區的一份子。不管我們個人的想法或行為如何，都必須時時惦記著鄰舍——我們的社區。

「我們必須學習成為社區的一份子，而不是與社區隔絕，」柏克斯說道。這將我們引到了PROOF中的P（Prepare）——預先準備。為跟這個病毒周旋做準備時，有三個重要步驟：具備正確的認知；尋找有價值且值得信賴的資訊來源；做好隨時進入疫情模式的準備。接下來，我們就逐一來看。

正確的認知

回首這段時間，我對世界能如此迅速變化十分震驚。此前我從沒想過，會遇到世上大多數的人都得待在家的情形。空氣變乾淨了。學校迅速轉到線上授課。餐廳、博物館、體育館全數關閉。我任職的亞特蘭大埃默里大學醫院（Emory University Hospital）的遠端看診從幾乎沒有人使用，變成一個月有八千人造訪。我對美國職籃聯盟等組織願意承受鉅額損失、積極配合遏止疾病傳播，感到驚訝不已。重新開放後，我見到大家巧妙的在「過度小心」與「不夠謹慎」間尋找平衡，摸索新的常態，設法回到某種「生活」的樣貌。在第七章，我將列出以健康為首要，實踐嚴格自我照護的要點，來為大家的前方鋪路，但是現在我們先關注更廣泛的視角。

二〇二一年，疫情爆發已經一年，大家肯定開始疲乏了。這聽起來有些矛盾，即使大多數的人幾乎都軟禁在家，我們仍覺得筋疲力盡、不知所措。一天過了又一天，我們都忘了怎麼數日子了。我訪談的每個心理健康專家都表示，跟二〇一九年疫情發生前相比，憂鬱、焦慮、壓力過大和抑鬱不振的案例都大幅增加了。我想，不管是自己還是親人中是否有人染病，每個人或多或少都有些創傷後的壓力。因為染疫而喪生固然令人悲痛，但是除了生命，我們還各有程度不等的損失：失去工作、生意和收入；失去健康和幸福感；失去人生中獨具特色的經驗和重要的里程碑，像是畢業典禮、婚禮，還有為人生留下回憶的旅行和團聚等。大家動輒聽到「腦霧」一詞，不光因為感染新冠病毒會影響患者的認知能力，還因為未感染的人也覺得疫情猶如濃霧始終籠罩著。有人告訴我，問題出在社交孤立帶來孤獨感，使人無法專注或完成日常事務。此外還有個最大的壓力：長期的不確定性、缺乏安全感，以及對未來愈來愈不抱樂觀。在這些情況下，要怎麼獲得並保有正確的視角呢？

我報導過、也寫過許多文章，探討壓力會對大腦和身體造成什麼不良影響。疫情帶來的壓力確實會嚴重損害精神，因為它具備所有下列特色：無情、冗長、沉悶、不受歡迎、難以駕馭，而且嚴重破壞生活——特別是那些跟我們的健康有關的事。不管一件事的傷害有多大，知道它終究有結束的一天好歹能讓我們心安一些。但是這場疫情沒有行事曆可循。就連感染科醫生這樣經驗豐富的人，也經常不得不回答：「我不知道。」一當受信任的權威表示他們也不知道，這樣殘酷的誠實會令人更加不安，繼而感到絕望。

這就是為什麼擁有正確觀點是預備工作的關鍵。欠缺正確觀點，其他準備計畫就無法落實。你必須用心評估現在，以決心展望未來，並在過程中不斷確保力所能及的事都在掌控中。一個極佳且頗具成效的出發點，就是照顧好你的身體。吃好、睡好、經常運動來確保健康，同時多和其他人互動，甚至學習新知、培養嗜好和技能，以確保心理健康。我發現這些事並不容易。疫情期間，很多人擱置甚至放棄了生活中的基本活動。確實有人在二〇二〇年過得更健康快樂，但是我猜想，絕大多數的人會說，這是他們有生以來最糟糕的一年。這就是為什麼正確的準備意味著這些活動必須成為我們生活中不變的常態，不管是在下個疫情發生前、發生時、還是發生後。

耶魯大學「人性實驗室」（Human Nature Lab）的領導人尼古拉斯・克里斯塔基斯（Nicholas Christakis）既是醫生、也是社會科學家，著有《阿波羅的箭：新冠病毒為我們的生活帶來的深遠影響》（*Apollo's Arrow: The Profound and Enduring Impact of Coronavirus on the Way We Live*）一書。〔4〕我很欣賞克里斯塔基斯醫生，不只因為他在醫學方面經驗豐富，還因為他的社會學工作受人敬重。他研究我們的社會行為如何影響我們的健康和人類生物學、以及反過來前者如何受後兩者影響，試著藉由探究歷史來規劃我們的未來。

克里斯塔基斯認為，將新冠肺炎的影響分成三個階段來看，比較容易獲得正確的視角。這三個階段分別是：「即時期」、「中間時期」，以及他認為從現實狀況來看，二〇二四年才會開始的「後疫情時期」。當我們還在談戴口罩、保持社交距離、不定期關閉商店和學校以減緩病毒傳播，那是「即時期」。雖然我們已有疫苗，但恐怕要到二〇二一年底或二〇二二年初，才能達到社區免疫，這意味著「中間時期」到來。自然感染產生的免疫力，也會對社區免疫有部分貢獻。

他表示，到了中間時期，我們不只要從病毒的生物學或流行病學的影響中恢復過來，還要從病毒對心理、社會和經濟的影響中恢復。如果你去看數千年前嚴重的流行病歷史，就會知道人們需要數年才能從當下的衝擊中恢復。已經有數百萬商家永久歇業。數百萬名學童沒得上學。數百萬人經歷著喪親之痛。克里斯塔基斯推測，每有一人死於新冠肺炎，就可能有超過五人在感染後活了下來，但因嚴重失能而承受長期的健康風險。儘管立即的死亡衝擊已經過去，但現在有數百萬人需要持續接受醫療照顧，因此我們也需要從新冠肺炎的臨床衝擊中恢復。綜合各種情況，可能要到二〇二三年年底或二〇二四年年初，我們才能真正度過這個病毒造成的臨床、心理、社會和經濟衝擊。

4 See Nicholas A. Christakis, *Apollo's Arrow: The Profound and Enduring Impact of Coronavirus on the Way We Live* (New York: Little, Brown Spark, 2020).

屆時我們才會進入「後疫情時期」。克里斯塔基斯認為，這個時期可能會跟一九一八年流感大流行結束後的「咆哮的二〇年代」相似。他告訴我：

過去數千年，每當瘟疫肆虐，人們便會因為恐懼和面臨嚴重威脅，信仰變得更加虔誠。大家也會避免社交接觸，盡量待在家裡。社交活動因為致死病菌的威脅而停擺。人們變得比較節制——比較排斥風險。大家會停止消費。這些都是我們在病原傳播時，被迫做出的典型改變。但是疫情結束後，這些改變會全部翻轉過來。人們不再那麼虔誠。開始沒有節制的在夜店、酒吧、餐廳、運動賽事、政治集會和音樂表演等場合尋找社交機會。大家都關太久了。人們開始花錢消費。大家承受風險的能耐提高，也願意參與創業了。逃過死亡的他們，現在看見了生命中更重大的意義。

這是關於後疫情生活的部分好消息。其他好消息還包括：克里斯塔基斯認為，長期而言人與人之間的互動本質上並不會改變。過去幾千年，人們習慣在瘟疫發生時從城市逃往鄉下。二〇二〇年，疫情開始在全世界擴散時，我們看見這個古老的模式重現了。大家紛紛離開城市，搬到郊區或鄉下，（在美國）有些人甚至選擇搬到其他州。不過克里斯塔基斯也認為，大都市的工作機會、便利與多元還是深具吸引力，再過幾年，等我們能將疫情拋諸腦後，人們會再度回歸的。

然而，有些事恐怕再也無法完全恢復，像是握手、頻繁的商務旅遊、重感冒或得了流感還去上學等。在流感盛行的季節，我去人多的地方時向來隨時備著口罩；我很訝異，過去我們周圍不乏明顯生病的人（會打噴嚏、咳嗽），但是我們就這麼接受了。考慮到無症狀傳染，我現在對人群密度變得敏感；在需要使用公共介面時，我會盡量選擇免碰觸的系統，也更常在家上班。

醫生經常說：「血終究會止住的。」克里斯塔基斯認為，這句話用來描述這場疫情也很適合。這場疫情看似沒有盡頭，頑固程度超出我們的想像，但它終究會結束。從疫苗目前的效果來看，我樂觀的認為，科學和醫學將帶來源源不絕的支援，並持續改革我們的世界和它的整體健康。有鑑於科學在此次全球性威脅中扮演的角色，我相信我們還會在其他領域（例如氣候變遷和環境保育）見識到科學的重要性。大流行病確實是個問題，但伴隨而生的是新的思維和解決之道。

這次疫情的完整視角，還包括全盤認識公共衛生與經濟間的關係。經濟受打擊最小的國家，是那些採取了比較嚴格的手段、得以快速扭轉疫情發展的國家。在歐洲和亞洲都有這樣的例子。我們可以把國家比喻為身體，在疾病發展的初期（國家剛遭受感染），處理手段不需要太激烈，處理時間也不用很長，但仍須貫徹到底。你可能知道抗生素和化療不能提早停下，不然不僅可能無法根治疾病，還會助長具抗藥性的細胞。如此一來，下次治療就會變得更加棘手。這就是美國的情況；幾經疫情捲土重來後才驚覺，我們只做了半套。復原不會一舉而竟全功，對於像美國這麼多元而異質的國家更是如此。

雖然我們已經知道，戴口罩和保持社交距離等基本公衛措施能減緩疾病擴散，但還是要有心理準備病毒傳播不會說停就停。新視角是面對不確定性時的應對能力，即便威脅看似遙遠。它的關鍵在於隨時注意新聞、正確消化數據，為家人的健康和安全做正確的選擇，而這些取決於你如何獲取做重要決定時所需的新知識。

尋找可靠的科學和建議

彼得・霍特茲醫生（Peter Hotez）是疫苗專家，現為德州休士頓貝勒大學國家熱帶醫學院（National School of Tropical Medicine）院長，他將職涯全奉獻在終結世界各地的疾病和解決醫療缺乏問題。霍特茲經常花精力在那些關乎貧窮但並未受到重視的疾病，例如利時曼病（leishmaniasis）、恰加斯病（Chagas）和血吸蟲病（schistosomiasis）等在世界其他地區流行的疾病。這些往往是美國人從沒擔心過的疾病。他是我們這一代在傳染病和熱帶醫學領域成就頂尖的學者。就許多方面來看，他已經為這場新冠疫情準備了四十年。他擁有耶魯大學學士學位、洛克斐勒大學博士學位，以及康乃爾大學的醫學學位。在這場疫情中他有個親切的綽號叫「全貌人」（pan man），因為他總能看見事情的全貌，在我們正經歷的這場事件中，他不只看到了生物學和科學，還看到了政治框架。十年前，大多數人都還沒有聽過冠狀病毒時，他和他的團隊便研究了這個病毒。他研發出了SARS－1疫苗，還差一點完成中東呼吸症候群的疫苗。這兩項壯舉讓他在研發新冠肺炎疫苗上搶得先機。

跟我一樣，他也在第一線目睹疾病給民眾和國家帶來的破壞。他表示，大流行等級的疾病無疑是「維持地球穩定最大的阻力」。他呼籲大家別再把疾病（包含新冠肺炎）看成單純的健康問題。他認為疾病也是全球赤貧和各種動盪（從食物到財物）的根源，最終，不管是住在哪裡的人都可能受影響。在他看來，導致美國應變新冠肺炎失敗的原因，是我們的科學家在訓練過程中，沒有被教導要將戰爭、政治腐敗、都市化、氣候變遷，當然，還有反科學等情形，列入考慮。「這是一記警鐘，我們得重新思考我們的醫學教育，訓練出思考層面更廣的醫生，」霍特茲告訴我。

醫學教育必須包含學習群眾受疫情所困時的反應和行為，因為這顯然是要結束疫情很重要的一環。而且事實證明，這些行為很容易預測。諾貝爾文學獎作家卡繆（Albert Camus）在一九四七年發表經典著作《瘟疫》（*The Plague*），當中寫到第二次世界大戰後不久，在法屬阿爾及利亞的奧蘭市爆發鼠疫的虛構故事。〔5〕它講述了一個有電話、有汽車等戰後科技，環境相對現代的瘟疫故事，當中有許多料事如神的細節：傳染、否認主義、隔離、無法治療的疾病、更多的否認、經濟崩潰、民眾窩在家裡，以及願意為鄰居犧牲自己的「前線工作人員」。他寫道：「母親和孩子、丈夫和妻子，還有戀人們在不久前，還巴不得能有點自己的空間……現在突然發現他們非得分開不可。」還提到我們最後都上了一課：「每個人都知道瘟疫總有一天會捲土重來，但是當它真的來臨，我們卻又一副不可思議的樣子。歷史上瘟疫和戰爭發生的次數一樣多。不管是瘟疫還是戰爭，它們發生時總教人措手不及。」懷舊主導了我們的情緒。我們想要活在現在以外的任何時候：「被流放的感覺——一種揮之不去的空虛，讓我們不理性的渴望回到過去，或加速前進……記憶像把利劍，火辣辣的刺痛了我們。」

在疫情高峰期，霍特茲由於直言不諱談論蔓延中的危機，以及提倡公共衛生措施並為疫苗請命，因而受到攻擊。幾年前，他為自己患有自閉症女兒寫了《瑞秋的自閉症不是疫苗造成的》（*Vaccines Did Not Cause Rachel's Autism*）這本書，從此被反疫苗遊說團體視為公敵。二〇二〇年，德州政府一名議員甚至表示，他開發疫苗的科學工作是一種貪圖私利的「巫術」，控訴他和藥廠掛鉤。即使如此，霍特茲仍繼續在各類媒體上，多次公開回擊與疫苗的作用和安全性有關的錯誤訊息，同時推動有數據基礎的科學，因為他知道我們付上的是什麼代價。「疫苗的生態環境非常脆弱，」霍特茲說道，「即使是很好的疫苗，只要公眾反對，它就很容易被拉下來。」他認為反科學是人類的一大威脅，效力跟核子武器不相上下：「我們建立了許多基礎建設來抵禦核子武器擴散、全球恐怖主義和網路攻擊，我認為我們也應該對反科學這麼做。我們必須嚴正看待這件事，除了擴展有科學根據的訊息，還要對反疫苗團體採取必要措施。」

5 See Albert Camus, *The Plague*, trans. Stuart Gilbert (New York: Knopf, 1948).

長久以來，霍特茲和許多人都認為，回應反疫苗運動只會助長它的聲勢。但是過去這十年，他的態度改變了。他對我說，反疫苗言論是對公共衛生的威脅，需要我們集中注意力來積極回應。我們需要透過學校、大眾媒體和公眾服務活動，大力推廣疫苗教育。就目前的情形來看，提倡疫苗的知識通常埋沒在政府的官網裡。霍特茲認為應該增加健康部門的經費，資助它們打擊猖獗的錯誤資訊，並立法強制執行重要疫苗注射，讓社交平台難以散播反疫苗訊息。

過去這十年，我們發現對付「疫苗猶豫」最好的武器不是政治人物、明星、公衛專家、受歡迎的新聞媒體，甚至不是運動明星的發言。推廣疫苗最有力的代言人，是我們自己社交圈裡那些已經接種疫苗，願意講出正面經驗的人。如果這聽起來很熟悉，那是因為它反映了一個常見的口號：要分享；不要羞辱（share; don't shame）。愈多人接種疫苗，接種疫苗就愈可望成為常態。隨著反疫苗的立場變成非常態，信心的良性循環就會開始成長。我們還可以從另一個角度看：就像九一一恐怖攻擊後，我們把上飛機前脫鞋檢查視為理所當然那樣，我們也必須讓施打疫苗變成理所當然，因為我們承受不起社區中有威脅生命的小規模疫情爆發。把這件事想像成在製造「認知抗體」，專門打擊錯誤資訊。

即使病毒一再突襲，人類依舊我行我素得令人不安。二〇一八年，霍特茲醫生和同僚正確預測了美國七個可能出現麻疹的地方。一年後，這些地方爆發了小規模疫情，後來規模逐漸擴大，最後在三十一個州出現了一千多個確診案例。麻疹病毒的傳染力極強，但是它有個簡單又有效的解藥，就是疫苗。如果讓我猜哪些地方是將來再次出現新冠肺炎的熱點，我會說就是霍特茲推測會爆發麻疹疫情的地方——「疫苗猶豫」情況最嚴重的地方。

霍特茲和我都認為，如何提倡並行銷科學——從疫苗到生活型態醫學——是讓我們對未來的傳染病大流行產生防禦力的關鍵。私營單位已經在目標行銷（target marketing）上努力了幾十年，現在是時候將這些營銷高手引進公衛部門了。讓高品質的公共衛生和醫學知識像運動或時尚一樣吸引人且隨處可得，是值得我們挑戰的事。

我們生活的世界處於資訊飽和，充斥著各種特權和危險。媒體提供資訊和教育，但也可能提供假消息和誤導，特別在這個數位時代。這邊釐清一點，錯誤資訊是指那些不正確或斷章取義的訊息；假消息則是錯誤資訊中，那些刻意製造和散播來誤導或欺騙他人的訊息。疫情期間，這兩種訊息到處流竄。消息來源可疑時，很容易就能識別出來。可是當你聽到周遭的朋友或同事講些讓人懷疑、甚至離譜或危險的說法時，就很難反擊了。你要說什麼呢？該如何回應才能挑戰他們的觀點，又不致破壞關係？

遇到有人提出荒謬的論點，我會先問他們是從哪裡得到的消息。十次有九次的答案都一樣，「從某某人那裡聽來的」或是「在網路上看到的」。但是大多數時候，他們根本想不起這些訊息的確切來源。遇到有疑問或明顯錯誤的訊息時，我們必須用有證據的解釋和來源，帶著同情心和同理心，有禮貌的挑戰它們。也就是說，我們自己要先做好功課，免得掉進散播謠言的陷阱裡。

來自約翰霍普金斯大學健康安全中心（Johns Hopkins Center for Health Security），致力於大流行病整備和應對的資深學者塔拉・柯克・塞爾博士（Tara Kirk Sell）提出以下方法，供民眾檢測假消息及提升數位素養：

一、使用來源可信、沒有偏頗的網路工具或服務。

二、跟其他新聞來源或信得過的人核對資訊，或比對資訊最完整的事實陳述或建議。

三、審慎看待缺少編輯監督的社交媒體帳號或網頁。

四、提防刻意煽動情緒的訊息。

五、多留意假消息的宣傳手法。

六、謹慎看待會將你導向錯誤資訊的個人偏見。

多敲幾下鍵盤有可能帶你找到可信賴的資源，也可能讓你掉進充滿不可靠消息的陷阱。我們的目標是造訪那些發表專家查核過的事實、可信任的資訊，而且信譽良好的網站。攸關健康和醫學時，這尤其重要。

幾個優良且不需要訂閱就能使用的醫學期刊搜尋引擎包括：pubmed.gov（醫學期刊線上檔案，由美國國家衛生研究院的國家醫學圖書館維護管理）；sciencedirect.com和其相關網站springerlink；考科藍圖書館（Cochrane Library）的cochranelibrary.com；Google學術搜尋（Google Scholar）的scholar.google.com等，都很適合在一般搜尋後，做為第二搜尋引擎使用。這些搜尋引擎用的資料庫包括Embase（Elsevier所有）、MedLine和MedLinePlus，以及來自世界各地數百萬篇經過同儕審查的研究報告。我常建議大家探討這些議題時，要像幫孩子挑選學校那麼嚴格。做足功課，多花點心力驗證你得到的資訊。在第八章，我會提供你一些跟那些不嚴正看待新冠肺炎威脅、或不願意遵守公共衛生措施和建議的人溝通的技巧。

緊急通知

我在第一章介紹過內森．沃爾夫，一位印第安納瓊斯般的病毒獵人和流行病學家，他表示新冠肺炎過後，我們仍然面臨傳染病大流行的威脅，只是我們的認知已經永遠改變，而且是好的改變。「我們生活在一個科學強大，但是人類心理有缺陷的世界，」他這麼提醒我。幸好，這個有缺陷、干擾我們反應的人類心理，正受到時勢所逼的新認知重新鍛鍊。這樣的改變能讓我們更迅速應變，特別是下一場大流行發生初期，迅速採取行動將會發揮更大的影響。

沃爾夫相信，視角改變加上私營單位因新冠肺炎而團結起來，會讓我們下次的反應更準確。這跟十年前相比有很大的差別，當時沃爾夫剛開始出現在商業界領導們的世界舞台，試著說服工商業界他們嚴重低估疫情的風險。二〇一〇年在瑞士達佛斯（Davos）舉行的世界經濟論壇上，一場「為大流行病做預備」（On a Prepare for a Pandemic）的討論會吸引了世界各地商業界、學術界和政治界的領袖。在沃爾夫的聽眾中，有六十%的執行長相信全球性疫情的威脅確實存在，但只有二十%的人備有警急計畫。同一年，他獲邀參加一場郵輪業舉辦的研討會，但是無法說服那些高層，讓他的疾病監

測公司Metabiota幫助他們避免流行病造成的混亂。沒有人在意。〔6〕

二〇一九年十二月三十一日，沃爾夫公司的執行長妮塔・馬達夫（Nita Madhav）在奧勒岡州的波特蘭參加一場婚禮時，聽說了中國武漢的某種病毒。馬達夫是訓練有素的流行病學家，那年夏天稍早接掌了Metabiota的工作。在那之前，她擔任了四年的傳染病數據科學組領導，更早之前花了十年做災難模擬。身為執行長，擁有由流行病學家、數據科學家、電腦程式設計師、精算師和社會科學家組成的團隊，她打算建立最完整的流行病模型。他們首先回顧歷史，收集了一百八十八個國家自一九一八年流感以來，所有重大疾病爆發的數據，建立了「流行病預備指數」（Epidemic Preparedness Index）。我們可以根據地理起源、傳染力，以及傷害力和致死率等條件，設計一種假想的病毒，利用這個模型得知它在世界各地傳播時的不同面貌，提供企業應變之道。這裡的企業包含尋找治療策略的藥廠，以及想知道疫情對其供應鏈有何影響的製造商。Metabiota的系統巧妙新穎，而這個模型中最具挑戰、也最難以捉摸的因子，是計算「人的恐懼」。疫情後的經濟，是社會反應和病毒行為間複雜交互作用的結果。

6 See Metabiota.com.

於是Metabiota設計出「情緒指數」（Sentiment Index），該公司一名研究人類如何看待和應變風險的設計師又稱之為「恐懼指數」（a catalog of dread）。〔7〕這個指數會根據大眾對某些病原體的恐懼程度，給予零分到一百分。系統用這個分數來判定萬一爆發疫情，導致商家無法營業或大型計畫被迫中止時，造成的財務中斷和損失程度。馬達夫和包括沃爾夫在內的團隊還研究了更廣泛的經濟後果，希望藉以找出透過社會干預每**預防一人死亡所需的成本**（cost per death prevented）。他們在二〇一八年為世界銀行寫的第三版《疾病控制重點》（*Disease Control Priorities*）中提到：「藉由保持社交距離、隔離和停課等減少人與人接觸的方式來預防死亡，所費成本最高，原因很可能是這些措施破壞經濟的程度最大。」〔8〕

一年後，馬達夫和她的團隊發現，他們竟然生活在自己的模擬預測中了。二〇二〇年元旦，馬達夫試著收集數據來預測新冠疫情，但是當時還沒有人開始恐慌，所以不容易收集到數據，也沒有測到任何反應。到了一月的第三個星期，氣氛陡然改變，大家都開始緊張了。政治科學家暨Metabiota產品團隊負責人班．奧本海姆（Ben Oppenheim）表示，他們為了從各種角度預測大流行，做了許多工作，沒想到它在二〇二〇年真的發生了，整個團隊就像在實際經歷自己說過的故事，一切都似曾相識。

依沃爾夫看來，重點還是在於全球透過這場疫情有了什麼新視角。日後的關鍵，將是結合公部門和私營單位認知上的提升。目標是克服病毒在我們心中所留下難以寬恕的事實。新冠病毒太具說服力了，它的手段包括在世界各地奪取生命，重挫經濟和政府預算，同時造成大量失業。我們若想要生存，記取教訓將是關鍵。

傳染病大流行時，應該備妥的五樣物品

高品質的口罩。記住三個重點：材質、過濾效果和貼合度。效果最好的口罩是內外兩層編織緻密的材料，中間夾一層過濾材質。你可以用外科手術口罩的材

7 See Ben Oppenheim et al., "Assessing Global Preparedness for the Next Pandemic: Development and Application of an Epidemic Preparedness Index," *BMJ Global Health* 4 (2019): e001157, https://gh.bmj.com/content/4/1/e001157. Also see Evan Ratliff, "We Can Protect the Economy from Pandemics. Why Didn't We?" *Wired*, June 16, 2020, https://www.wired.com/story/nathan-wolfe-global-economic-fallout-pandemic-insurance/.

8 See Dean T. Jamison et al., *Disease Control Priorities*, 3rd ed., vol. 9, Improving Health and Reducing Poverty (Washington, DC: World Bank, 2017), https://openknowledge.worldbank.org/handle/10986/28877.

料，甚至從集塵袋剪下一塊放在兩塊布中間使用。維吉尼亞州科技大學（Virginia Tech）一群包含氣溶膠頂尖科學家在內的工程師研究後指出，雖然N95口罩的規格最高，但是你不需要使用N95口罩來對付新冠病毒。〔9〕一個品質良好、戴起來貼合的布口罩，同樣有過濾病毒顆粒的效果；具有三層構造、密合度夠的口罩能阻擋七十四%到九十%的危險粒子。別忘了為孩子準備較小的口罩。

肥皂、清潔用品，以及酒精濃度至少六十%的乾洗手。要留意漂白水的保存期限大約是六個月。新冠肺炎這類病毒最怕的其實是簡單的肥皂水，因為它的表層是由脂質組成。想像一個油膩的鍋子：你覺得哪個東西比較能把它洗乾淨？肥皂還是含漂白成分的濕紙巾？雖然新冠病毒透過物體表面傳播的機率不高，但還是建議盡量保持室內物品表面乾淨，因為某些病原體（像是諾羅病毒和流感病毒）比較容易透過表面傳播。

基本成藥（如普拿疼、阿斯匹靈）或三十天份的處方藥。醫藥箱內要備有溫度計和測量血液中氧氣濃度的血氧計。萬一你的社區有疫情爆發，你可能沒辦法出門去藥房。別忘了也準備家中其他成員和寵物的藥。

基本個人健康和衛生用品，例如牙刷、洗髮精、沐浴用品、體香膏和女性生理期用品。如果家裡有嬰孩，記得準備尿布和濕紙巾，建議以一個月的用量為標準。

冷凍食品和容易保存的食物。必須待在家、避免外出採買時，這些不容易壞的食物很方便。儲存一些麵條、鮪魚罐頭、鮭魚罐頭、冷凍水果和蔬菜、乾的豆類、堅果醬、罐頭濃湯、清湯，或許再囤些黑巧克力當甜點。

9 See Jin Pan et al., "Inward and Outward Effectiveness of Cloth Masks, a Surgical Mask, and a Face Shield," *Aerosol Science and Technology* 55, no. 6 (2021): 718–733, doi: 10.1080/02786826.2021.1890687.

隨時做好準備

在日本東北岸的姉吉村下，林蔭覆蓋的山坡上有一塊方尖塔狀的石碑，上頭刻了一個警訊：「謹記大海嘯災難。不要在超過這個點的地方蓋房子。」這個石碑是一九三三年，一場破壞力強大的海嘯發生後立在那的。將近八十年後，二〇一一年，它拯救了這個小村莊的十一戶人家。當時另一場海嘯來襲，浪潮距離這塊石碑只有三百英尺。日本的海岸邊有幾百個像這樣的海嘯石，有些甚至有超過六個世紀的歷史了。

在最後一波新冠疫情退去後，我們能留下什麼指引石給未來的子孫呢？就像我說過的，美國缺少SARS和中東呼吸症候群的經驗，所以在傳染病大流行時沒能迅速反應。有別於我們的疾病管制中心無法立即反應，確保民眾的健康、安全和保障不受威脅，南韓和台灣的疾病管制單位都迅速採取對策。台灣的衛生福利部疾病管制署立刻成立了中央疫情指揮中心，實施居家隔離、邊境管制、口罩發放系統等防疫措施。台灣和南韓的疾病管制單位都採取了嚴格的採檢，並對接觸者進行追蹤、溝通和隔離。〔10〕立即且協調一致的作為，是他們成功的原因。對於SARS和中東呼吸症候群的記憶，令這些國家心有餘悸，也促使他們積極採取行動。反觀我們，集體的短視導致我們低估了它的風險，未能做好足夠的準備，也缺少適當的保護措施。聯邦經費短缺則進一步削弱了疾病管制中心的反應能力。二〇〇二年到二〇一七年間，疾病管制中心的核心緊急預備金被刪減超過三十%，相當於兩億七千三百萬美元。〔11〕經費短缺導致公衛實驗室人手不足或被迫關閉，這在面臨新冠病毒時造成了嚴重後果。

在美國重新投注經費於疾病管制中心，讓脆弱的系統變強韌的同時，我們每個人也必須盡一己之力確保自己和家人的安全。這代表我們不只要避開病毒，還要避開關於做準備的悖論，不要認為預防措施是浪費時間。大多數的人都不會因為上次檢查牙齒時沒蛀牙，就不再刷牙，坐車時也不會因為最近沒有經歷車禍，就不繫安全帶了。但是遇到像新冠肺炎這種影響力難以估計的重大事件，反而很難讓民眾展開行動。儘管大流行病也是一種威脅，但我們的社會投資其預備工作的意願，顯然不像投資國防那麼高。花了數十年研究災害應變計畫的羅伯·凱雷克說過，預防大流行病的花費並

10 See Jennifer Prah Ruger, "The CDC Is a National Treasure. Why Is It Being Sidelined?" CNN, "Opinion," May 15, 2020, https://www.cnn.com/2020/05/14/opinions/pandemic-amnesia-threatens-our-health-cdc-prah-ruger/index.html.

11 See the report "A Funding Crisis for Public Health and Safety," by Trust for America's Health at https://www.tfah.org/report-details/a-funding-crisis-for-public-health-and-safety-state-by-state-and-federal-public-health-funding-facts-and-recommendations/.

不多，每個國民只需要三十美元左右，大概兩張電影票的費用。這麼做，我們就能擁有隨時可啟動的疫苗平台、有像沃爾夫這樣的病毒獵人在實地勘測、有強大的監測系統，還有健全的公共衛生基礎建設。但是在大流行病尚未成為唯一重要的事之前，這些聽起來似乎都不重要。

不管是大流行病還是我們個人的健康，要怎麼樣才會讓我們有動力去做現在不做，將來得付出更大代價的事呢？要怎麼樣才會讓我們願意吃健康的食物、多運動來預防心臟疾病或癌症呢？我拿同樣的問題問凱雷克時，他眼眶含淚的看著我說：「我猜就是要這樣吧。」他指的是嚴峻的新冠肺炎疫情。「我猜需要賠上數十萬人的性命來告訴我們，啊，真的，下次我們應該要做更好的準備。」他的反應讓我想起之前做過的成癮報導。有些成癮者非得跌到了谷底，才會在絕處逢生。這是我們的成癮故事。只要一直假裝成功，成功就會到來。我的運氣很好的，這個問題只會影響其他人，跟我無關。然後突然有一天，它真的跟你有關了。

多年前，我和太太討論到家裡裝避雷針的事。她覺得太貴了，而且不確定會不會派上用場。如果用不到，不管花多少錢都嫌貴。我了解這樣的說法，但同時想到兩件事。第一是買保險的觀點。我們經常需要為可能永遠不會發生的假設做些投資，來保障自己。這可能是很困難的決定，但是哪天這個避雷針真的派上用場了，那這筆錢很可能就是你這輩子花過最值得的。另一件事或許沒這麼容易理解，但同等重要：避雷針或其他保護措施帶給人的平安和信心。雷電交加時，我們可以更加確信房子不會燒毀。這種降低焦慮的事很難用金錢衡量。我想要說的是，防禦性的投資不能只用疾病發生與否來衡量，還要將心裡的平安考慮進去，而心裡的平安是無價的。

舉例來說，很少人會不認同公共教育的目的。這是個清楚明白的社會計畫，目的是提升我們的生活。我們可以用考試成績、畢業率、大學錄取率、就業狀態等來衡量它的成果。然而，公共衛生的成果很難透過有形的指標來評估，因為成功的定義不是發生了什麼事，而是那些被我們阻擋而沒有發生的事。〔12〕這會在我們善於盤算的大腦中，產生一種詭異的動力。公共衛生計畫成功時，計畫的運作是隱形的，而人們總把看不到的東西視為理所當然。你不會因為躲掉某個疾病而慶祝，因為你甚至連有這個疾病都不知道。這很容易讓那些短視的人，包括政治人物和領袖，否定了長遠的現實。這就是他們典型的行為。

12 See Jason Kottke, "The Paradox of Preparation," *kottke.org* (blog), March 16, 2020, https://kottke.org/20/03/the-paradox-of-preparation.

除了對抗特定疾病，防災準備還有其他附加好處。大流行病的預備工作中，有部分是大規模投資通用性疫苗——不只針對這個新冠肺炎，還包括其他冠狀病毒；不只是一種流感病毒，而是任何流感病毒。事實上，科學家正在研究一種能對抗所有冠狀病毒和流感病毒株的「泛疫苗」(pan-vaccine)。凱雷克讓我想想我們送人類上月球做的投資，除了宣告我們辦得到，有其他什麼好處嗎？答案是非常多。衛星定位系統就是從這裡發展出來的，術中導航技術（intraoperative navigation technology）、食物安全控制方法和衛星影像等也是。

希臘沃洛斯市（Volos）博物館的目的，在提高大家對災害的認知。最初，裡頭只收集了該地區自一九五〇年代以來，發生地震、水災等災害的一般性資訊。最近，這座富有智慧的現代博物館改將焦點放在促進大家認識災害風險。他們跟災害防治專家和民政當局合作，找出高風險族群，開發文化性的記憶遊戲，來提高他們在城市生活中的能見度。現在，在發生新冠肺炎疫情後，它成了「組織如何協助保存民眾對災害的集體記憶」方面的案例研究。我們都希望自己的後代將來能以最佳狀態，面對無可避免的疾病大流行。想要達到這個狀態，就必須學會如何不間斷的評估風險。

6

重新思考與看待風險——評估不確定的事，並著眼看不見的威脅

Rethink and Rewire Risk in Your Brain: Evaluate Uncertainty and Deal with Unseen Threats

打從一早起床，你的大腦就做了無數個決定。這些決定大多是在潛意識進行的。在你讀這句話的這幾秒，你的大腦已經發送了數量驚人的電訊號來維持你的生命——呼吸、動作、感覺、解讀視覺線索、消化、運送血液和思考。這些訊息從你身上數十億個神經細胞呼嘯而過，速度甚至快過賽車。人類的大腦是個不可思議的器官，一個演化上的奇蹟。科學家常說，它是我們所知最複雜的東西；ＤＮＡ發現者之一甚至稱它「這是最後、也最偉大的生物學疆土」。[1]重約一．五公斤的人腦，無疑是我們的

1 This quote is attributed to James D. Watson and is written in the foreword to Sandra Ackerman's *Discovering the Brain* (Washington, DC: National Academies Press, 1992).

世界裡最神祕的組織。

每次做大腦手術時，我都不禁對這個塑造我們、帶領我們經歷這個世界的組織感到敬畏。我們的喜悅與痛苦、愛和悲傷、擔憂和恐懼，都藏在裡面。因著它，我們得以適應環境、辨別時間、理解空間，辨別上和下、冷和熱、乾和濕。它是我們故事的終極記錄者。就連我們睡覺時，它也悄悄造夢。它是所有器官系統的總指揮。

大腦最令人感興趣的，或許是它評估風險的方式，因為你的大腦比你生命中的任何人或任何事，都更想要確保你安全無虞。我們極度敏銳的感官系統就像周邊防禦，隨時監測著環境中的威脅。接著，大腦會透過繁複的數據處理系統，來整合獲得的新資訊，並跟我們過去的記憶交叉比對。接著大腦便下令身體快點採取行動。你可以把它想成我們的直覺，仰賴的是可以快速處理的影像、聲音，甚至感覺。看到一顆棒球朝你的頭飛來，快閃。看到一隻尖牙咧嘴的動物，快逃。嘴裡的食物是苦的——可能有毒，快吐掉。

但要是這個威脅完全看不見，而且能毫不費力逃過我們的感官呢？（電影《公主新娘》的粉絲肯定知道，最理想的毒藥是碘化碳粉：「無嗅、無味，能立即在液體中溶解。」）如果我們面對的，是過去從沒經歷過、毫無記憶可言，全新的事物呢？它絕對是對我們的風險評估能力最嚴峻的考驗，就像在沒有自動導航系統下，盲目的飛行。然而，這就是從新冠疫情一開始我們讓大腦做的事。每次踏出家門、跟朋友做尋常互動，或只是吸進別人呼出的空氣，我們的大腦都在試著評估風險，只是全都失敗。因為新冠病毒是個絕對隱形的敵人。

過去這一年，我接到的每一通電話，以及在自家餐桌上的每次討論，幾乎都離不開這個疑問：某個活動的風險如何？由於我在報導疫情，經常有人請我提供一些他們的大腦算不來的資訊。我通常會建議他們盡量謹慎，別去探視年長或體弱的家人，跟潛在的病毒保持適當距離。這跟我教女兒開車時對她說的道理一樣。遇到有盲點的轉彎處要減速，因為你不知道另一頭是什麼狀況。絕對不要加速。但實際上我的大腦跟大家的大腦一樣都處於劣勢。我深刻了解這當中的得失——不跟外界接觸的風險。疫情剛開始時，我的三個女兒分別是十四歲、十二歲和十歲，她們渴望跟朋友在一起、沉浸在人群中，這可以理解。這個年紀，社交互動對心理成長尤其重要。令我非常難過的是，某日在發現大女兒趴在枕頭上哭泣時，我問她怎麼了，她回我：「我也不知道。」接著她突然坐起來緊緊抱住我，那是我們擁抱最久的一次。她極度需要肢體接觸與情緒交流。

沒錯，我的孩子愛她們的父母，但她們也想要出門，把她們關在家裡確實是一種風險。我記得許多夏天的夜晚，我跟太太隔著餐桌對望，能給的答案只有我女兒回我的那句：「我也不知道。」她們向來認為我能夠提供她們最佳資訊，因此要我這麼回答很不容易。

所以過去這一年，我想出了一套面對疫情或其他看不見的新威脅時，了解和評估風險的方法。這個方法當然不盡完善。它的彈性要大，能隨著威脅生變而改變。最重要的是，它必須從了解正在做評估的人開始。儘管這是新的病毒，所以沒有人對它有記憶，但是我們的確對整體風險有容忍的基準。這個容忍度很可能反映了最真實的我們，以及我們的價值觀。

你的風險容忍度

二〇二〇年二月的某一天，我的朋友暨同事傑克·塔波（Jake Tapper）打電話給我，說他考慮在即將來臨的春假帶家人去旅行。他的孩子中有一個患有氣喘，所以他們向小兒科醫生詢問了他們的風險。當時美國只有十幾個新冠肺炎確診案例，他告訴我，醫生說他的兒子「遇到嚴重問題的風險大約是百分之〇．一。」我還沒有回答，他便接著說：「所以，我們當然把旅遊計畫取消了。」同為醫生，我猜想那名小兒科醫生可能是想緩解他的焦慮，所以講了這麼低的數字。但是對塔波家的人來說，這個數字代表的風險，已經足以讓他們取消原訂的旅遊計畫。海灘假期不值得他們冒這個千分之一的風險。

還有一次發生在二〇二〇年夏天，當時我和學校行政人員開了一連串線上會議。我想寫一篇文章報導學校恢復上課的事，並試著了解他們接下來的計畫。某次會議上，我引用了一些來自武漢的早期數據，指出該病毒的致死率大約是〇．五％。大家沉靜了好一會兒後，一名學校負責人說：「哇……百分之〇．五。那代表兩百個人中有一個人會死掉？這真的很讓人擔心。我們真的要好好照顧自己、保護自己。」但那天稍晚，同樣的數據，另一個人的反應截然不同：「百分之〇．五……。這代表百分之九十九．五的人不會有事，對嗎？」（我在前面提過這些百分比，現在我們要從人們分歧的解讀角度來看這些數字。）

那是一連串發人深省的討論，它們提醒了我，即使是同樣的客觀數據，在不同的人看來可以有完全不同的解釋。對於疫情期間選擇待在家的許多人，即使一丁點風險也嫌多。而對於別無選擇、非得出門上班的前線工作人員和基層人員，他們能忍受的風險可能大得多。這是我們在美國的疫情中看到的。在評估不同文化間的風險忍受度時，差異更加明顯。

我們看重的是什麼

我做過一篇報導，內容是請來自英屬哥倫比亞大學（University of British Columbia）、麻省理工學院媒體實驗室、哈佛大學和法國土魯士經濟學院（Toulouse School of Economics）的各國研究人員，從一個有趣的角度來看「風險」這個概念：在無法避免死亡的情況下，指導自動駕駛汽車的人工智慧要如何瞬間做出決定？[2]車子要怎麼決定應該「犧牲」哪個人或哪些人呢？科幻小說迷應該會立刻想到艾西莫夫（Asimov）的機器人定律：機器人不能透過採取或不採取行動來殺害或傷害人。但要是遇到沒得選擇的情況呢？像是煞車壞了，自動車無法拯救所有人的時候？

如果你覺得這聽起來很熟悉，那是因為這是一個經典的倫理學思想實驗的翻版，該思想實驗稱為「電車問題」：五個人被綁在電車軌道上，有一輛電車正朝他們駛來。

你可以拉一個操縱桿，讓電車改走另一條上面只綁了一個人的軌道。你會怎麼做呢？承擔讓一個人死掉的責任，還是什麼都不做，讓五個人死掉？另一個版本的解決之道是，你可以把一個胖子推到軌道上，讓他擋下電車，好救電車上的五個人。

二〇一六年時，開始了一場名為「道德機器」（Moral Machine）的實驗，邀請了世界各地超過兩百萬人來玩遊戲，要他們選擇拯救還是犧牲不同類型的生命。該實驗收集了以十種語言做的四千萬個決定，是全世界規模最大的群眾外包（crowdsourced）倫理研究。他們給參與者看兩張圖，每一張圖上都有失控的車即將撞上人（或是貓或狗）的畫面。例如，這個遊戲可能會告訴你，如果讓車子繼續往前開，它會撞死三個小女孩和兩名成年男子。但如果你讓車子往右邊走，它會撞死兩名老先生、兩個老太太跟一個年輕女子。那麼，你要它往哪個方向走？你選擇讓誰死掉呢？有一天，我在廚房流理台玩這個遊戲，沒多久全家都跟著操起生殺大權。

這個遊戲確實有點變態，但也很有啟發作用。最常獲救的是嬰兒、小孩跟懷孕的婦女。這不讓人意外。運動員和生意人比流浪漢和過胖的男子更常獲救。醫生的分數

2 E. Awad et al., "The Moral Machine Experiment," *Nature* 563 (2018): 59–64, doi: 10.1038/s41586-018-0637-6. Also see https://www.moral machine.net/.

比護理師還低。最常被犧牲的則是貓。這就是為什麼這個思想實驗會跟這次疫情扯上關係：犧牲老人。這些數據顯示，在犧牲等級中，年紀大的人只排在貓和罪犯前面！在道德正確上，任何人的性命似乎都比動物重要，但是在這個實驗中，狗比罪犯更常獲救（罪犯則勝過貓）。幾乎沒有例外的是，受試者總是讓車子朝年紀大的人駛去，就像新冠肺炎一樣。疫情初期，我們很快便發現老年人占死亡人數的比例高得驚人。在美國，死於安養院的人占了所有死亡人數的三分之一。

這令我不禁要想：如果在新冠疫情中死去的主要是年輕人，而不是老人，我們的反應會不會有所不同？我們國家的風險忍受度會因此降低嗎？另一方面，亞洲向來有敬重老年人的傳統，這也是促使他們的反應更加積極的原因嗎？雖然做「道德機器」實驗時，所有國家的人都傾向犧牲老年人來拯救年輕人，但東亞國家殺死老人的傾向是最弱的，而這些地方正好是此波疫情中，全球死亡率最低的地方。

這項研究揭露了一個殘酷的事實，那就是儘管我們不願意承認，但是大家心知肚明：某些人死去要比另一些人死去更令我們難受，而對你來說不好受的，對你的鄰居不見得是。這就是為什麼我們要建立的社會風險評估，必須考慮到這些潛意識偏見，並努力消彌它們。

這還不是疫情期間我們想理性反應時的唯一障礙。我們的大腦——也就是我們用來評估風險的工具——最初處於極度劣勢，因為它對這個威脅沒有任何記憶。

用記憶下賭注的大腦

許多感染科醫生一聽到「來自中國的冠狀病毒」，腦海裡的某個記憶便立刻甦醒：SARS。於是他們自然而然的將這個新病毒歸入大腦裡的「SARS盒子」，推測它也是感染者有症狀時才會傳染別人的病毒。後來發現這個假設嚴重錯誤，導致許多人置身危險，直到我們更加了解新冠病毒的行為。

這是個神經科學領域的重要問題。成人的大腦不擅長接受全新的經驗；完全成熟的大腦總會將新經驗拼湊到舊有的經驗中。相反的，小孩子對於處理新鮮的經驗特別在行，因為他們的生命才開始，什麼都是新的，但這樣的能力會隨著年紀增長而消退。我們成年人愈來愈無法接受全新事物，只對見過的東西有把握。試問各位：你最近一次全新的體驗是什麼時候？

任職哥倫比亞大學「札克曼心理大腦行為研究中心」（Zuckerman Mind Brain Behavior

Institute）的心理學教授達芬尼・索哈米（Daphna Shohamy），已經研究成年人無法處理新經驗的現象一段時間。她最近參與了一項關於大腦記憶中樞海馬迴受損的病人如何做決定的研究。[3]該研究團隊讓患者們做了一系列簡單的決定，例如從Kit Kats巧克力威化餅和M&M巧克力糖當中選擇一種，或是在蝴蝶餅和洋芋片中選一個——一些我們毋須思考、成天在做的決定。然而沒有例外，跟記憶力完整的人相比，這些海馬迴受損的人花了二到三倍的時間，才做出決定。

索哈米認為，這種情形一再發生肯定有原因。即便對這些食物沒有任何記憶——它們的味道如何，能不能帶來飽足感——他們的大腦仍努力想要提供有助於做決定的依據，於是便像陷入不斷循環的迴路中，企圖尋找任何能引導他們做抉擇的數據。

「在這種情況下，大腦最終能做的就只有推測了，」索哈米告訴我。然而即便大腦盡全力做了最好的猜測，很多時候還是猜錯了。這個教訓特別重要。評估風險時，若是試圖回想不存在的證據或記憶，只會拖慢你的速度、妨礙你做決定，而且你做出的決定還往往是錯的。所以這時你該做的，反而是清空大腦，別讓先入為主的觀念妨礙你，才有助於更正確的評估風險。

隨著新冠病毒在我們的環境生根，我們會需要經常評估風險並且做決定，這些決定影響的不只我們自己，還有我們身邊的人——包括親人與陌生人。儘管我們一輩子都在做影響他人的決定，但由於這個疫情極其複雜，我們做決定時必須比過去任何時候更審慎。新冠病毒的毒性或致死率，也許會因為突變而降個一、兩級，但它恐怕無疑會在我們的環境中落腳了。隨著科技持續進步，我們會懂得愈多事情，或許我們可以改善室內通風系統和保護措施，讓室內空間更加安全，但我們絕對不可能做到零風險。不管我們打了多少疫苗，都不見得能讓美國或全世界，達到期待中的群體免疫。「疫苗猶豫」與少數無法對疫苗產生足夠反應的人，都削減了我們達成目標的能力。而那些不管出於什麼原因沒有接種疫苗的人，有可能引起更多突破性感染和更多變異株。我們的世界依舊像條拼布被子，有些地方相對安全，有些地方會爆發疫情。我們必須學習一輩子和這個病毒共處，並將它列入日常生活風險，這必須成為相對自動化的大腦流程，就像自動駕駛車透過導航做抉擇，來防止交通事故發生一樣。而具備這種自動化能力的第一步，就是認識你的大腦。

3 To access all of Shohamy's work and studies, go to https://shohamylab.zuckermaninstitute.columbia.edu/research-projects. Also see https://zuckermaninstitute.columbia.edu/daphna-shohamy-phd.

重整大腦線路

我何其有幸能夠身處大腦的世界，得以研究這個不斷自行改變和重塑的器官——它很可能也是全身唯一會隨年紀增長而變得更好的器官。每當你有個新經驗（例如本次疫情），你的大腦就會配合這個經驗微調線路。新經驗和學習可以生成新的樹突——大腦細胞接受電脈衝的構造（顧名思義，樹突長得像樹，是神經細胞向周圍的腦細胞伸出的短樹枝狀構造）。當行為和學習不斷重複，新樹突會變得穩固。當然，生成新樹突和強化既有樹突一樣重要。我們稱生成新樹突（即使微弱）為「可塑性」。正是這樣的可塑性，讓你的大腦在受損後還能重新連線。它也是建立大腦韌性的核心條件，能讓你擁有更好的大腦。

在你摸索後疫情世界並學習新事物時，你的突觸和樹突會跟著改變：出現了新連結，同時也有些舊連結變弱了。我們的大腦就是這樣，會隨著經驗、學習、面對的挑戰和生成的記憶，不斷的組織和重塑自己。這些神經構造的改變，可以透過使用和記憶來強化。（所以有人說「連結在一起的神經元會一齊開火」。）

隨著我們對戴口罩、保持社交距離和常洗手等行為逐漸習以為常，我們的大腦也在經歷重大的神經線路重整。它會使一些人在放寬防疫後，或在某些不再需要戴口罩的場合，改不掉戴口罩的習慣。拿我家的女孩為例，她們很快就適應了戴口罩，這件事成了她們的第二天性。她們年輕的大腦比她們父母的大腦更容易、也更積極在編碼記錄這個新行為。正因為我們的大腦具有這種「重新編碼」的能力，我們的適應力才如此卓越。好比學一首曲子，當你一次又一次彈奏貝多芬的〈月光奏鳴曲〉，同一組大腦細胞就會以相同的順序重複活化，這麼一來，下次再活化它們就更容易了。最後，你便能毫不費力的彈這首曲子。但是如果你幾個星期沒練習，再回來彈它就會發現技能已不如從前。大腦已經開始「忘記」你曾經熟知的事。原本輪廓清晰的樹突迅速凋萎了。幸好，即使過了多年，你還是可以重新看樂譜練習，再次建立神經連結。

同樣的，我們將來可能需要再次戴起口罩，屆時我們在新冠疫情時代建立的大腦連結就會派上用場。我們現在擁有非常重要的記憶，能幫助我們快速進入新冠肺炎控制模式。這些我們想在以後落實的防疫習慣，都需要有自己的神經連結，而大腦之所以美妙就在於它能為我們實現這件事。下一個大流行病發生時，就算你一開始排斥這些新規矩，也會很快習慣。你的大腦、你平靜的心靈都會感謝你。

日常生活的風險程度

美國傳染病學會將人們受病原體影響時期的日常活動，分成「低風險」、「中度風險」和「高風險」三級。[4]當然，病原體本身的行為和傳播方式也有關係。以新冠病毒為例，只有極少數傳染發生在戶外，所以戶外活動的風險低；室內的傳染機率則高出十八倍以上。對於新冠病毒，室內六英尺（約一百八十公分）的社交距離恐怕不夠。麻省理工學院有研究人員發現，就算戴了口罩，在室內保持六十英尺距離時，接觸到新冠病毒的機率跟相距六英尺是一樣的。[5]這個由工程師和數學家領導的團隊設計了一個方法，來計算在室內接觸到新冠病毒的機率，並將待在室內的時間、空氣是否經過過濾和流通、是否接種疫苗、病毒株種類、是否戴口罩，甚至連呼吸狀態，例如只是呼吸，還是在吃東西、說話或唱歌等因素都考慮進去了。由於氣溶膠的病毒粒傳播的距離遠、停留在空氣中的時間久，所以只要在室內，不管怎麼跟其他人保持距離，都不安全。這跟室內有人抽菸很像，就算抽菸的人在房間裡的另一頭，你遲早會聞到煙味。總之，室外勝過室內。

至於未來發生的大流行病，病原體是靠氣溶膠還是飛沫傳播將是關鍵。

一個國家的疫苗接種覆蓋率提高時，所有類別的風險威脅都會降低。如果你已經接種新冠疫苗，發生重症的風險就非常低。我們現在知道，打了疫苗後，你遭受感染的機率會降低，萬一發生突破性感染，你散播病毒的機率也比較小。主要的風險來自未接種疫苗的人將病毒傳給其他未接種疫苗的人。就像國家衛生研究院疫苗研究中心副主任巴尼・葛雷姆（Barney Graham）告訴我的，我們的國家不會分成「有打疫苗的」跟「沒打疫苗的」。以這個病毒的傳染性來看，除非我們能繼續實施基本公共衛生預防措施，否則假以時日，我們的國家只會分為「接種過疫苗的」跟「受到感染的」。有鑑於變異株的傳染力極強，目前的科學告訴我們的是，即使已經接種疫苗，還是需要戴口罩。

4 Seehttps://www.idsociety.org/.

5 SeeMartinZ.BazantandJohnW. M. Bush, "AGuidelinetoLimitIndoor Airborne Transmission of COVID-19," *Proceedings of the National Academy of Sciences of the USA* 118, no. 17 (April 2021): e2018995118, doi: 10.1073/pnas.2018995118.

風險都是比較來的

我們真正需要問的是：這件事發生在我身上的機率是多少？就算知道哪些活動是低風險、中度風險、還是高風險，你還是得根據自身狀況做個人的風險分析。跟家人以外的人相處，風險似乎不高，但是萬一那個人帶有病毒卻不自知，而你又有潛在的健康問題，可能就不是那麼回事了。風險會因人而異。

我每天都得跟病人談「相對風險」。簡單的說，風險就是某件事發生的機率，而「相對風險」是拿兩個族群的機率比較得來的。例如吸菸者與非吸菸者罹患肺癌的相對風險，就是吸菸者罹患的機率除以非吸菸者罹患的機率。假設我們發現，吸菸者罹患肺癌的機率是十七％、非吸菸者是一％，那麼吸菸者和非吸菸者罹患肺癌的相對風險計算方式就是：

相對風險＝17％÷1％＝17。

可以得出：吸菸的人罹患肺癌的機率，是不吸菸者的十七倍。

有一點要牢記，「相對風險」並不會給我們任何關於「絕對風險」的資訊，它只能告訴我們，暴露組和非暴露組發生某事的機率哪邊高、哪邊低。絕對風險是指在某段時間中，某件事發生的機率。例如美國國家癌症研究所（National Cancer Institute）指出，住在美國的女性罹患乳癌的絕對風險是十二・四%。這代表每一百名女性當中，大約有十二個人在有生之年會罹患乳癌。

但別忘了，一件事（不管好事還是壞事）的發生機率低，不表示沒有機會發生。假設發生某個副作用的風險是一百人中有一人，就代表還是會有一個人經歷副作用。而那個人有可能是你。

嬌生公司因為血栓風險而暫停供應疫苗時，媒體上到處是令人困惑的新聞標題。將近七百萬個美國人接種嬌生疫苗後，當中有六名女性出現罕見的疫苗誘發型血栓性血小板低下症（vaccine-induced immune thrombotic thrombocytopenia，簡稱ＶＩＴＴ）凝血障礙，其中兩人因而死亡。對此大家感到恐慌是可以理解的。這些女性（可能還有一名男性）都不到五十歲，因此科學家不禁懷疑，是不是跟性別和荷爾蒙有關。有別於其他類型的凝血障礙，這個副作用跟免疫反應有關，而且主要影響女性。〔6〕

大部分焦慮的根源，或許無關這個副作用的風險高低，而是不知道怎麼看待這個風險。矛盾的是：因為感染新冠病毒而發生血栓的風險，要比注射疫苗引起血栓的風險高多了。我們可以很肯定的說，疫苗能大幅降低和新冠肺炎相關的血栓風險。

血栓是個常見問題，根據疾病管制中心的統計，每年約有九十萬名美國民眾發生血栓。〔7〕根據美國心臟協會（American Heart Association）的統計，美國每年約有七十九萬五千人中風，當中有十%到十五%的受影響者年紀在四十五歲以下。而這個跟疫苗相關的特殊血栓又叫「大腦靜脈竇血栓」（cerebral venous sinus thrombosis），它的基本情況發生率（background rate）是每年每一百萬人中有五人。

一般血栓的風險因子有手術、車禍、癌症治療、荷爾蒙類避孕藥、抽菸，甚至久坐（例如長途飛行時，容易受影響的人發生血栓的機率會顯著增加）。雖然有報導指出，注射疫苗後，一般血栓發生的機率會增加，但這些不太可能是疫苗造成的。沒受過醫療訓練的人很難分辨當中的差異。〔8〕就像某個人在接種疫苗隔天意外的心臟病發作（或真要這麼說的話，被車撞了），可能會讓人把這事件跟疫苗聯想在一起，甚至認為這是接種疫苗造成的。但事實並非如此。

接種嬌生疫苗或是技術相似的AZ疫苗後，發生血栓併發症的絕對風險是百萬分之一（和死於飛機失事的機率相當，但比玩彈跳棒受傷送急診室的機率低得多。後者幾乎完全可以避免，但是在美國，每十一萬五千三百人中就有一人）。年輕女性服用避孕藥發生血栓的機率，大約和被閃電擊中的機率差不多。

順帶一提，接種流感疫苗發生格林－巴利症候群（Guillain-Barré syndrome，一種罕見疾病，會導致患者癱瘓）的機率是一百萬分之一。看待這些相對數字的一個方法如下：根據現有的數據，一百萬個感染新冠病毒的人當中，大約有五千人會死掉。一百萬個人打了嬌生的疫苗，可能會有一個人大腦出現這種特殊的血栓，而這個血栓如果及早發現，是可以治療的。你要把賭注下在哪一邊呢？

我自己覺得答案很簡單。我會選擇打疫苗，我太太也是，儘管她屬於有風險的女性年齡層。讓她決定這麼做的部分原因，是我們知道這些疫苗的不良反應可以治療。不管是血栓性血小板低下症還是過敏，都可以處理。醫生會知道怎麼判斷，並做必要的治療。

6 See Kathy Katella, "The Johnson & Johnson Vaccine and Blood Clots: What You Need to Know," Yale Medicine, April 23, 2021, https://www.yalemedicine.org/news/coronavirus-vaccine-blood-clots.

7 See cdc.gov.

8 See Maggie Fox, "These Blood Clot Experts Want You to Get a Covid-19 Vaccine. Here's Why," CNN, April 21, 2021, https://www.cnn.com/2021/04/20/health/blood-clots-experts-covid-vaccine/index.html.

風險比一比〔9〕

常見風險	機率
開車五十年期間，死於交通事故	每八十五人中有一名
接下來這一年被罐頭或玻璃瓶傷到，需要緊急治療	每一千個人中有一名
接下來這一年因為床、床墊或枕頭而受傷，需要緊急治療	每兩千個人中有一名
接下來這一年因意外事故死於家中	每七千一百名中有一名
在家中被墜毀的飛機砸中	每二十五萬人中有一名
接下來這一年溺死於浴缸中	每六十八萬五千名中有一名

二〇二〇年時，我們還沒有足夠資訊可以討論新冠肺炎的風險。但是現在，我們有更多數據能根據年齡、健康狀態和醫療資源等因素，合理的評估一個人感染新冠病毒的風險，以及染病後的情況。也因為面對的是傳染病，你不只要考慮自己的風險，

還要考慮你帶給其他人的風險。幸好，我們有方法降低這些風險。關鍵在於三大因素：

你做的事。你從事什麼活動？身邊有什麼人？你吸進別人呼出的空氣，或別人吸進你呼出的空氣的機率高嗎？

你在哪裡。你所在的地點會決定你暴露於病毒的機會，例如室內或室外、新冠肺炎傳染力高或低的地區（這點取決於你周圍大部分的人是否已經接種疫苗）。

你身上有什麼。你是不是有任何個人風險？某些既有的身體狀況會使新冠病毒感染變得更複雜。

改寫風險：避免落入陷阱

有件事要注意：整天都在估算風險的情況下，大腦可能會因為有限或過於偏頗的

9 For a basic lesson on risk, with examples, see "Understanding Risk," BMJ Best Practice site at https://stg-bestpractice.bmj.com/info/toolkit/practise-ebm/understanding-risk/.

資訊，產生某種默認的情緒。以下幾個利害衝突有可能使你無法公平的評估風險：

- 不會發生在我身上。這叫做「樂觀偏誤」，它是相當基本且眾所周知的社會心理學原則。這類偏見在個人主義盛行的地方，例如美國等重視個人選擇與權利的西方國家，尤其明顯（和它相對的，是著重團體目標和利益的集體主義文化）。這就是為什麼你還是決定吃起司漢堡和薯條，而不是燙花椰菜跟魚，並不是你不相信高飽和脂肪的食物對心臟不好。你其實很清楚，只不過你覺得，這個風險只有在別人身上才比較高。
- 一切都在我的掌控中，沒問題的。當我們覺得一切都在掌控中，就算這感覺其實是錯判，我們仍然會比較安心。例如：我們通常覺得，自己開車要比搭飛機當乘客安全，但數據很清楚的指出事實並非如此。開開停停的長途開車，要比點到點的飛行具有更多潛在風險。同樣的，在遵守公共衛生建議，戴口罩、勤洗手並保持社交距離後，我們便認為自己感染病毒的風險降低了，行事也就隨便起來。
- 誰都說不準，所以我何必擔心呢？疫情開始時，公共衛生專家和其他領導人物給的訊息非常雜亂，這對建立抵禦新冠病毒的統一戰線毫無建樹。光是要不要戴口罩就眾說紛紜，讓人搞不清楚，這會使一些人看輕他們感受到的風險。

- 我社交圈裡的人都沒遵守公共衛生的防疫措施，但大家都沒事啊。這個荒謬的看法讓我想起一些抽菸的患者。他們說他們不擔心，因為他們認識一些抽菸抽了一輩子的人也沒得肺癌。他們專找自己想聽的訊息聽。這在新冠肺炎疫情間更明顯：疾病帶來的焦慮和壓力，會讓人尋找想法一樣的人彼此慰藉，於是便發展出了他們的同溫層思維。很多時候，這個群體便成了他們的身分認同。
- 我聽說只要桌子的距離夠遠，在室內一起用餐是安全的。這又是另一個確認偏誤。你希望可以在室內用餐，於是上網找答案時輸入的是「疫情期間在室內用餐是安全的」，而不是「疫情期間在室內用餐是危險的」。這兩個搜索會得到來源完全不同的資訊，而你會傾向接受那些說可以在室內用餐的資訊，因為那是你希望得到的答案。
- 我這幾個月一直有出門採買跟辦事情，根本沒事。暴露療法果然有效。封城後第一次出門時，你可能會感到焦慮、有壓力。但是放膽出入公共場所幾次沒有染病後，你就不再覺得危險，很自然的放鬆警戒。接下來出門似乎就沒那麼可怕了。但隨著實際感染新冠肺炎的人數日益攀升，你的風險其實是增加的。出門的風險並非一成不變，它會隨著社區的感染狀況不斷變動。過去這一年，我跟幾百個新冠肺炎的患者談話過，他們都對自己會遭病毒感染感到震驚，沒有人例外。令人不安的證據分明就在那裡，但是他們的大腦改寫了風險。

未來的風險

疫情發展至今已經超過一年，我們對這個疾病的認識比一開始多得多了。但是對於怎麼評估風險，我們所知的還是太少。為什麼有些人感染後，很輕易就康復，但另一個年齡和身體狀況相仿的人卻不治死亡？「我想知道，為什麼同樣的病毒可以在美國殺死超過五十萬人，但是有一半的感染者甚至連症狀都沒有，」佛奇在二〇二一年春天這麼告訴我。就連像凱莉（Kelly）和金柏莉．史坦德（Kimberly Standard）這樣住在一起的同卵雙胞胎，也可能有截然不同的結果。我跟這對三十五歲的雙胞胎姊妹聊了二〇二〇年春天發生在她們身上的事。〔10〕

她們兩人在發燒和呼吸急促幾天沒有改善後，決定到急診室報到，經檢測後確診。凱莉說她覺得情況不太妙。「我有高血壓、糖尿病，還有呼吸道問題——氣喘

——我覺得這個病毒對我非常不利，心想著事情會愈來愈糟，」她告訴我。她的雙胞胎姊妹金柏莉也有類似的身體狀況，但是感覺「完全相反」。她沒有很擔心，「我心想，好，我們把它解決掉，就可以回家了。」

史坦德姊妹在同一天，住進了密西根州的普羅維登斯羅徹斯特醫院（Ascension Providence Rochester Hospital），接下來所有事都變了。有不好預感的凱莉接受治療後，病情轉好先出院了；反而是金柏莉的病情惡化。直升機將她轉送到另一家醫院，最後她在那裡裝了體外維生系統「葉克膜」，這個機器是利用幫浦將血液引流至體外進行氧合。金柏莉的身體接了各種管子和儀器，意識狀況時好時壞，就這樣跟死神搏鬥了一個月。

她倆對新冠肺炎的反應竟然如此不同，這讓她們本人、還有她們的醫生都感到不可思議。關於新冠病毒如何影響特定個人甚至雙胞胎，還有許多沒有規則可循之處，這使得我們更難計算未來的風險。

10 See Andrea Kane, "These Twins Were Like Two Peas in a Pod— Except When Covid-19 Struck," CNN, May 8, 2021, https://www.cnn.com/2021/05/08/health/identical-twins-covid-19-severe-illness/index.html.

五%的規則

做為一個一般性原則和提醒，你所處的環境陽性率最好在五%以下。陽性率是指篩檢時，呈陽性反應者所占的比例。它是個令人困惑的概念，但你可以這麼想。如果你在捕魚時捕到很多魚，代表水裡可能還有更多魚沒有抓到（陽性率高）。反之如果你捕到的魚不多（低陽性率），代表你可能已經抓到大多數的魚。但是有一個重點：你不見得知道你所處地點的陽性率。或是等你知道時，已經暴露在那個環境了。明白這一點後，就知道在這次疫情或將來爆發的大流行病中，定期篩檢可能會成為常態，這也會讓我們比較安心。現在市面上已經有許多家用的快篩試劑，這有助於我們了解病毒潛藏在哪，以及可能往哪擴散，有利我們在疫情爆發前就採取行動，隔離受感染的患者。

要提醒大家，社區免疫不一定是永久的。它指的是病毒在某段時間的傳染力。以新冠病毒為例，它在溫暖潮濕的夏天傳染力較低，適當的免疫力門檻大約是七十%。在較寒冷乾燥的冬天，可能會回升到八十%。這就是為什麼就算確診案例減少了，提高免疫覆蓋率仍然很重要。接下來幾年，隨著病毒威脅起起落落，風險因素也會跟著變動。

動態的病毒需要動態的反應：請下注

像天花病毒這樣的病菌，只要一劑疫苗就能讓人終生免疫。它是一種雙股DNA的病毒，除了人類沒有其他宿主。而新冠病毒是單股RNA的病毒，突變率高，而且有多種動物宿主。平均而言，RNA病毒的突變率大約比DNA病毒高一百倍，比它的宿主高出一百萬倍。簡言之，我們突變的速度，不可能快到能對新冠病毒免疫，所以必須將它視為永遠存在的威脅，在日常生活中不斷評估它的風險，並採取必要措施來避免接觸。

我們還可以用撲克牌玩家的思維，以刺激一點的方法看待風險。在跟心理學家及撲克牌冠軍玩家，也是《人生賽局》（*The Biggest Bluff*）的作者瑪麗亞・康尼科娃（Maria Konnikova）談話時，她告訴我如何從嚴肅的撲克牌玩家的角度，來思考不同選擇帶來的風險。那堂課對我是震撼教育。瑪麗亞最初是出於好奇，想要將技巧從機率中分出來，所以進入了撲克牌的世界。她想要知道：我們能掌控的極限到哪裡？我們做得到跟做不到的極限又在哪？哪些是可以控制的變因？哪些又是單純的運氣？要怎麼區別它們？我們都認同生命是一場資訊不完整的遊戲；永遠有你不知道的事，所以，我們該問的問題是：你應該先收集完整的資訊，還是利用現有的資訊做最好的決定呢？

瑪麗亞告訴我：「我認為你需要習慣不確定性，並接受任何決定的本質都是一種機率。」她說的沒錯。她也再度強調，生命中沒有任何事可以完全確定。沒有什麼百分之百的事。所有事都是一種機率。如果能達到百分之九十八，就已經是神機妙算了。但就算百分之二也算多。百分之一也不嫌少。如果我們講的是幾十億人和幾十億個結果，這些微小的百分比實際上都很龐大。當我們押的賭注愈大，這些微小的百分比代表的意義也愈大。所以最好的辦法，是用現有的資訊做最好的決定，並且在心裡接受它不會是完美的。「我認為追求完美為我們帶來的阻礙多過助益，」瑪麗亞說道。她還提了一個很好的觀點：我們會用經驗去評估風險，但是我們的經驗不代表實際統計出來的風險——經驗都是有偏差的。有時候我們高估了微小的風險，還有些時候，我們低估了實際上大得多的風險，原因都是我們的經驗往一個方向或另一個方向偏過頭了。我們的個人偏見是一種阻礙。那應該如何修正這種偏見呢？我們的日常生活就像打撲克牌，不管太保守還是太冒險，都可能帶來不良後果。

就像瑪麗亞說的，打撲克牌時要視情況調整策略。承擔比平常更多的風險或是過於保守，都可能讓你付出代價。再者，同一套策略不會永遠奏效。

「打撲克牌時，特別是賭注不斷增加的撲克牌錦標賽，如果你冒太大的險，很可能會破產。相反的，如果你下的賭注一直不多，那麼當你拿到好牌準備冒險時，其他人可能會棄牌。大家都怕你，因為你一下子變得太積極了。如果其他人不是笨蛋，他們會知道你現在手上的牌肯定很好，我最好溜之大吉。這麼一來，就算你有一手好牌，也不可能贏得很多錢……你必須找到那個神奇的中間地帶。」

瑪麗亞認為，撲克牌就是一種風險練習，你必須在動態的設定下，根據不完整的資訊、你的風險忍受度，以及其他人的反應，來做決定。這不是完美的比喻，因為在美國，政治化的疫情就跟鬼牌一樣，民眾傾向於認同他們支持的政黨，儘管這麼做會讓他們在這場賭局輸錢，甚至賠上性命。在這樣的疫情中，風險評估成了個人的認同問題——你站在哪一邊，認同誰的想法。

但是撇開政治不談，瑪麗亞用下賭注來比喻風險評估和做決定，確實很貼切。簡單的說，了解不確定性最好的方法，就是賭一把。你願意對某個風險下多少賭注呢？這是從德國哲學家康德（Immanuel Kant）借來的策略。他曾經用一個很好的比喻，來表達病人傾向於對他們的醫生有錯誤的信心。瑪麗亞讓我想起了這個思維實驗：去看醫生時，我們通常在拿到診斷後便離開了。但如果你停下來，要求醫生為他的診斷下個賭注呢？你認為他會願意為這個診斷賭上多少錢？十美元？一百塊？一千塊？一萬？十萬？賭上他的婚姻？幸福？性命？我們應該在哪裡劃界線呢？「這是矯正自信過頭和虛假確定很有效的方式，」瑪麗亞說，「你突然不得不自問，等一下，我這麼做的依據是什麼？」

我完全同意。即使是我的同僚，有時也會將證據薄弱的事講得斬釘截鐵。要求某人對他們的預測下賭注，可以讓大家站在同等立場，並增加一點責任感，這不失為用來看世界的好方法。也想想這點，這也是瑪麗亞的推斷：如果社群媒體上的每個人在提出看法時，都必須為他們的看法下賭注，很多只會空談的專家將一夕間消聲匿跡。

瑪麗亞為她這堂課做了總結，留給我下次遇到風險得做抉擇時的思維：養成幾乎是在核對事實的思維習慣。我現在必須做決定了，我願意承擔多大的風險呢？你可以把媽媽、奶奶、姊姊、妹妹、女兒等都放進這樣的假想情境中。我願意冒什麼樣的險？

如果這件事發生在我疼愛和關心的人身上，證據會支持我現在要做的事嗎？

如果我們不斷這麼做計算，我們評估風險的方式將會明顯改變。

隨著接種疫苗的人愈來愈多，我們見到確診、住院和死亡的人數都逐漸減少了。到了二〇二一年春天，大部分專家的發言也開始變得審慎樂觀。因著具有免疫力的人口增加和天氣逐漸暖和，病毒傳播會愈來愈困難，許多公共衛生官員也開始提議放鬆防疫限制：戴口罩的要求少一點，集會、餐廳和旅遊的開放多一點。我們家的訪客、咖啡聚會、擁抱和舞會多起來了。

毫無疑問，大家都迫切想恢復正常生活。疫苗使我們願意承擔多一點風險，因為我們現在知道，伴隨它而來的獎賞遠超過風險。但是在疫苗施打數量上億後（二〇二一年春末），開始有些人認為自己沒必要接種疫苗，理由是其他人已經為我們把免疫力拉上來了。可是就因為這樣，我們希望有足夠的人接種疫苗、或透過先前的感染獲得免疫力，以完成群體免疫的目標也更難達到了。如果不能達到那個程度的免疫力，就會一直存在病毒高峰重現，疫情再度爆發的風險。這對我們再度回歸正常生活有何影響？又會怎麼改變你願意為個人或社區承擔的風險程度呢？

有太多原因讓我們需要維持警戒：病毒的變異株、在印度和巴西令人難過的疫情爆發、因為種族和政治分歧導致的疫苗注射不公。但是現在我們愈來愈能憑眼前所見來評估風險了：在美國，我們正在贏得這場戰爭，我們也比病毒愈來愈懂適應的方法。這些方法包括篩檢、隔離、戴口罩，以及必要時實施短暫且目標明確的封城。

女性的特別注意事項

「生育年齡女性施打疫苗有安全疑慮」這樣的錯誤訊息非常盛行，就連一些教育程度很高的人，也被網路上不斷流竄的假消息迷惑甚至說服了。這些消息宣稱，疫苗會使得女性的生理週期紊亂，導致不孕、流產，接種疫苗的母親如果餵了母乳，甚至會造成嬰兒死亡。另一個盛行的迷思，是疫苗造成的死亡人數比疾病本身還多。這些錯誤報導在臉書、推特和Instagram的媽媽和育兒群組裡特別受歡迎，真是不可思議。儘管這些社交平台已經表態反對「疫苗猶豫」和假消息，但等到平台移除這些帳號，往往為時已晚，訊息已經在大批深信接種疫苗要比得到新冠肺炎還可怕的女性間流傳。那些都是完全背離事實的訊息。

二〇二一年二月一日到三月十六日間，在臉書和Twitter發表的反疫苗文章中，有將近三分之二可以追溯到十二位主導者，即「假消息十二人幫」（Disinformation Dozen）。〔11〕令人震驚的是，他們當中不乏財力雄厚、擁有醫學學位的人——或是擁有學位直到執照過期，或在申請更新時遭拒絕的人。他們散布的消息，跟那些持續運作「國際地平協會」（Flat Earth Society）的陰謀論者一樣咄咄逼人。

我再釐清一次：疫苗可以拯救性命，包括懷孕的婦女跟嬰孩。懷孕的女性感染新冠病毒後，演變成重症、早產和孕婦死亡的風險都會提高。疫苗也會保護那些距離成家還有些時日的女孩。我的三個女兒都打過疫苗了，我打算有一天成為爺爺。

數位科技的運用

有幾個應用程式和網站的目的，是向大眾溝通新冠病毒的危險。這類科技將繼續存在，並在未來的大流行病發揮更大作用。亞特蘭大的喬治亞科技大學（Georgia

11 See “The Disinformation Dozen” by the Center for Countering Digital Hate, March 24, 2021, https://252f2edd-1c8b-49f5-9bb2-cb57bb47e4ba.filesusr.com/ugd/f4d9b9_b7cedc0553604720b7137f8663366ee5.pdf. Also see Shannon Bond, “Just 12 People Are Behind Most Vaccine Hoaxes on Social Media, Research Shows,” NPR, May 14, 2021, https://www.npr.org/2021/05/13/996570855/disinformation-dozen-test-facebooks-twitters-ability-to-curb-vaccine-hoaxes.

Institute of Technology）開發的線上「新冠肺炎事件風險評估計畫工具」（COVID-19 Event Risk Assessment Planning Tool）能根據聚會的人數和地點，幫你估計有多大機率遇到帶有病原體的人。〔12〕紐澤西州普林斯頓的策略研究公司Mathematica開發的「19與我計算器」（The 19 and Me calculator），則利用人口統計和健康資訊，以及使用者的洗手和戴口罩等行為，來判定他暴露、感染和發生重症的相對風險。約翰霍普金斯大學的新冠肺炎死亡風險計算器（COVID-19 Mortality Risk Calculator）可以根據使用者所在地點、既有的身體狀況和一般健康情形，來估計他死於新冠肺炎的相對風險。

很顯然，這些工具需要有最新的數據和模型，才能做出最準確的預測，也必須參考經過同儕審查的最新文獻中發現的科學，來調整使用的感染模型。我國疾病管制中心官方的應用程式，提供了關於健康和新冠肺炎的最新消息。世界衛生組織的網站上，則有世界各地與重災區的確診和死亡人數，它的設計很便於在行動裝置上使用。還有許多其他的應用程式，能幫助你減少與其他人接觸、提供你參與主要大學和研究中心的新冠肺炎研究機會，並且協助監測你的健康，無論你是健康還是可能已遭感染。

有一件事要注意：留意你下載和使用的應用程式。不管是在這次疫情期間，或是日後遇到大流行病時，有一件事永遠不會改變，那就是永遠有騙子。他們一直在利用病毒造成的混亂謀取好處。有些應用程式宣稱能讓你追蹤新冠肺炎案例，但真正的目的卻是感染並鎖住你的設備，然後向你索取贖金。這類犯罪手法愈來愈常見，詐騙份子甚至會偽裝成政府或衛生官員，來竊取你的個人資料或金錢，使得你在試著降低感染風險的同時，也讓自己暴露在更多風險中。隨著數位化的接觸追蹤應用程式和暴露通知系統愈來愈盛行，這些工具成功的關鍵不只在於技術改良，還關係到它們能否保護使用者隱私，並在下一次大流行病發生前獲取信任。

孩童讓風險更複雜

如果你單身、已經接種疫苗，而且身體健康，那麼你可以準備迎接後疫情世界了；決定要去哪裡、跟什麼人互動，應該不再那麼困難。但是對於有孩子的人，風險的利害分析就比較複雜了。這樣的家庭可以根據自己的風險忍受度做決定，而且方法不只一種。我自己家裡有三個十多歲的女孩，所以很清楚有太多孩子在封城這段期間

12 Michael Eisenstein, "What's Your Risk of Catching COVID? These Tools Help You to Find Out," *Nature* 589 (December 2021): 158–159.

過得非常辛苦，他們必須跟朋友分開、不能參加活動、不能上學，也不能和其他家族成員見面。至於那些失去工作和收入的家長，他們的孩子處境就更艱苦了。

我們先評估死亡的風險。新冠肺炎對孩童的影響跟成人有顯著不同：在美國，死於新冠肺炎的孩童一直維持在數百人，遠低於成人的數十萬人。我們一開始不知道會有這種現象，因為某些病毒，例如H1N1，對孩童的影響就大過成人。確實有孩子受新冠病毒感染時會出現發炎症狀，但是非常罕見。在新聞報導有極少數的孩子（大部分在三歲到十二歲間）會出現罕見的「兒童多系統發炎症候群」（multisystem inflammatory syndrome-children，簡稱MIS－C）後，擔心孩子也有這種風險的一些父母問了我許多瘋狂的問題。這個症候群的特徵是，不同身體部位包括心臟、肺部、大腦、皮膚、眼睛或消化器官出現發炎，原因有可能是過去或現在感染了新冠病毒。許多孩子在出現MIS前，要嘛不知道他們感染了新冠肺炎，要嘛只有很輕微的症狀。在他們確診有MIS時，感染大多已經消退多時。科學家還在試著了解這種新型發炎症狀，這種情形再次強調了，避免感染以及盡可能接種疫苗來保護自己非常重要。我們不知道從MIS復原後，患者接下來產生其他健康問題的風險有多大（大多數的人都會復原，只有少數會出現嚴重併發症，而成人MIS就更罕見了）。

未來是否會出現對孩童影響更大的病毒變異株，還是個未知數，我們也還沒完全弄清楚新冠病毒的長期影響。但是整體而言，對沒有其他健康問題的孩童來說，新冠病毒的風險是可以忽略的（二〇二一年）。隨著疫情持續變化，家長必須在不同危險間做評估，決定想去哪裡以及做什麼事。

和公共衛生專家談論到新冠肺炎與兒童的關係時，大部分的人都會很快指出它的風險與流感差不多，只不過流感不會把孩子的生活搞得天翻地覆。在流感盛行的季節，孩子們依舊去上學，當然，他們當中很多人打了流感疫苗。我猜測，大部分的孩子會在二〇二一年年底前打完疫苗。這些專家也拿孩子生活中的其他風險，跟新冠肺炎的風險比較。每年溺斃的孩童人數，約是二〇二〇死於新冠肺炎的孩童的兩倍，死於交通事故的孩童人數則是五倍。所以，我們的首要目標如果是完全保護孩子免受風險低、但是後果嚴重的傷害，那就應該讓孩子遠離游泳池，也不要坐車了。

現在，我們已經更了解兒童感染新冠肺炎的絕對風險，接下來來看看它的相對風險。約翰霍普金斯大學的流行病學專家阿米許．阿達莉亞（Amesh Adalja）再三強調：「所有事情都有風險。」[13]換句話說，考量孩子的最大利益，不等同於一味降低新冠肺炎的風險。新冠肺炎可能是成人現在最掛念的事，但不代表孩子的生活也要受它主宰。

在進入二〇二一年的春夏之際，我們在美國已經感到曙光漸露。但去年沉重的創傷仍印在人們的腦海裡，距離回到正常生活還有很長一段路要走。我明白這一點，但也提醒大家，包括我的父母在內，我們研發這些神奇的藥物和疫苗，目的不只是要保住你的性命，還要幫助你回到更接近正常的生活。新冠病毒和它的變異株確實令我們感到渺小，我們也知道既不可能做到零風險，也沒必要做到零風險。一直以來，人類都在承受著某種程度的風險前進，這點從來沒變過。你應該做的，是確保自己透徹了解自身與週遭人們的風險。

許多家庭可能還在猶豫要不要讓孩子接種疫苗，包括那些已經自然感染的人，但是若要確保他們日後的健康，我們必須這麼做。我一直強調，我們不知道這個病毒接下來會怎麼發展，停止接種疫苗很可能助長更多變異株形成，而這些變異株將回過頭來再次纏擾我們。

我們應該敬畏未來的風險。我們提倡青少年接種人類乳突病毒（HPV）疫苗，來降低他們日後罹患癌症的風險。人類乳突病毒會感染子宮頸、嘴巴、喉嚨、肛門、陰莖、陰門和陰道，讓正常細胞變成異常細胞，最後演變成癌症。就像許多新冠病毒的案例，感染人類乳突病毒通常沒有症狀，難以發現。但是一旦感染，如果你的身體未有效清除病毒，將來罹患癌症的風險就會增加，尤其當你感染的是被視為「高風險人類乳突病毒」的十三種病毒之一時。

除了確定該打的疫苗都打了，想要確保將來安全，大家還可以做一件事，就是讓全家人在後疫情時代能盡可能保持健康。這是你和家人杜絕大流行病的下一步。

13 See David Leonhardt, "What Do You Do When the Kids Are Still Unvaccinated?" *New York Times*, April 22, 2021, https://www.nytimes.com/2021/04/22/opinion/covid-vaccine-kids.html.

7 維持最佳健康狀態——為抵禦大流行病做好準備
Optimize Health: Prime the Body for Pandemic Proofing

四十歲的艾哈邁德・艾耶德（Ahmad Ayyad）從新冠肺炎引起的精神錯亂中醒來時，完全不知道自己在哪裡[1]，也不知道喉嚨為什麼插著一條管子，更不知道他多久沒有餵狗了。他低頭看時，幾乎不認得自己了，幾個星期前，他還是個重兩百一十五磅（約九十五公斤）、身材壯碩、線條分明的運動員，但現在他的體重掉了六十磅。「醒來時，我看著自己的手臂和腿，發現我的肌肉都不見了，」他說，「我有點嚇到。喊著我的腿呢？我的腿哪裡去了？」

最初，是一種無法抵擋的虛弱感。艾哈邁德相當擅長同時做好幾件事，他既在華盛頓特區經營自己的餐廳和俱樂部，也在自家的家具零售業幫忙。他跑馬拉松、參加

1 See Alaa Elassar, "He Was an Athlete in the Best Shape of His Life.Then Covid-19 Nearly Killed Him," CNN, June 30, 2020, https://www.cnn.com/2020/06/30/health/coronavirus-athlete-covid-19-ahmad-ayyad-johns-hopkins-trnd/index.html.

障礙賽、上籃球課、打拳擊。但是現在他的生活天翻地覆。從走路到煮東西、開車，甚至只是說話，對他來說都不輕鬆，令他疲憊不堪。很快的，他開始出現咳嗽和打噴嚏的症狀，最後是發高燒、全身無力、欠缺食慾，還伴隨著呼吸困難。在一名擔任醫生助理的朋友催促下，他搭乘 Uber 去到西布利紀念醫院（Sibley Memorial Hospital）。那是二〇二〇年三月十五日，當時美國只有五百二十九個新冠肺炎確診案例，而艾哈邁德加入了他們的行列。就像採檢呈陽性的大多數患者，他不知道自己是什麼時候、在哪裡或如何接觸到病毒的。也許是去佛羅里達州找他哥哥那三天，但他根本無法確定。可以確定的是，病毒很快便摧毀了他健康、熱愛運動的身體。除了新冠肺炎，他的流感篩檢也呈陽性。醫生立刻給他插管，將他送到巴爾的摩的約翰霍普金斯醫院，並用藥物誘發昏迷二十五天。他最後一次傳給妹妹的簡訊是：「我要死了嗎？」好幾個夜晚，醫生告訴他父母他撐不到隔天了。「我兒子是鬥士，才不會就這樣死掉，」他的父親回答。

艾哈邁德成了醫院的第三名新冠肺炎患者，是當中第一個裝上呼吸器的。他令醫生的預言失準，活了下來，並且在四月二十二日出院。這時他的左手臂有血栓，心臟和肺部都已經受損。接下來的一個月，他在不讓自己喘不過氣的情況下，努力嘗試做各種事。靠著他自詡的「戰士精神」支持，他在接下來幾個月恢復期持續進步。身體健碩的艾哈邁德就這麼病倒，著實令周遭的人感到意外，但這也提醒了那些自認不會受病毒侵害的人。

在艾哈邁德染病將近一年後，五十九歲的阿爾伯・埃爾巴茲（Alber Elbaz）屈服於病毒，在巴黎過世了。這位在摩洛哥出生、自稱「時尚教士」的以色列人，是業界極受歡迎的設計師。〔2〕二〇一四年，他擔任Lanvin設計公司創意總監時，我曾經訪問他。那是我相當喜歡的一場訪問。當時他說了句現在聽來很貼切的話：「時尚就是改變。美國有句俗話說『如果沒壞，就別修它』，但我認為應該是如果還沒壞，就趁著壞掉前修好它。」

這句話值得再說一次：趁著壞掉前修好它。預測。最佳化。從過去學習。銘記在心。我們有很多修復工作要做……以避免它再次壞掉。

2 See Elian Peltier and Vanessa Friedman, "Alber Elbaz, Beloved Fashion Designer, Is Dead at 59," Obituaries, *New York Times*, April 25, 2021, https://www.nytimes.com/2021/04/25/obituaries/alber-elbaz-dead.html.

胖子、僧侶、酒鬼、健美先生

幾乎每個我交談過的人，在疫情期間或好或壞，都經歷了改變。我開玩笑的說，疫情結束後你要是不變胖、變瘦，就是變壯了，或許更有靈性，也或許更依賴酒精。在漫長的疫情期間，每個人都有自己的一套故事。危機初期，面對前所未有的壓力，以及想克服恐懼與不確定性的衝動，不難理解令人感到療癒的食物和酒精銷量會大增。壓力對一個人選擇吃什麼或喝什麼，有很大的影響。但這會讓人變胖，使得許多人轉而注意自己的健康和免疫力。

國際食品資訊委員會（International Food Information Council）指出，在二〇二〇年，每三個消費者中有一人表示，他們吃得更健康了。[3]其中又以四十五歲以下的人，最有可能做更健康的選擇。但與此同時，接受調查的人中也有十九%自認飲食習慣變得比較不健康，而女性比男性更容易放縱自己。超過五分之一的人承認，在疫情期間曾經因為壓力吃東西，四分之一的人會尋求療癒性的食物。許多人會喝能量飲料，二十八%的人會攝取更多含咖啡因的飲料——這顯然跟在家工作，加上照顧遠距上課的孩子有關。二十二%的人酒精攝取量增加（疫情期間，餐廳和酒店外的酒類銷售總額增加了二十四%，烈酒的銷售額也比二〇一九年多了二十七%，消費者以男性和年輕人居多），但也有為數差不多的人試圖減少喝酒。

整個疫情期間，我們聽到許多會令新冠肺炎影響更嚴重的危險因子。這些與新冠肺炎重症和死亡相關的潛在慢性健康問題清單很長，它們可以像癌症一樣複雜，也可以像氣喘一樣常見。從歷史來看，慢性健康問題通常被歸類為年長者的疾病，或至少我們一般是這麼看的，然而現在受影響者有愈來愈年輕的趨勢。新的研究指出，有愈來愈多一九八一年到一九八八年間出生的老千禧世代，經診斷至少患有一種慢性疾病。〔4〕這些是二〇二一年才開始邁入四十歲的人。偏頭痛、嚴重憂鬱症和氣喘是當中最常見的問題，其次是第二型糖尿病和高血壓。專家也認為，肥胖是造成大家普遍不健康的主要原因。

3 See the International Food Information Council's 2020 Food and Health Survey at https://foodinsight.org/wp-content/uploads/2020/06/IFIC-Food-and-Health-Survey-2020.pdf.

4 See "Blue Cross Blue Shield Association Study Finds Millennials Are Less Healthy than Generation X Were at the Same Age," Blue Cross Blue Shield, April 24, 2019, https://www.bcbs.com/press-releases/blue-cross-blue-shield-association-study-finds-millennials-are-less-healthy. Also see Megan Leonhardt, "44% of Older Millennials Already Have a Chronic Health Condition. Here's What that Means for Their Futures," CNBC, May 4, 2019, https://www.cnbc.com/2021/05/04/older-millennials-chronic-health-conditions.html.

肥胖在美國是相當嚴重的問題，將近四十％的成人和二十％的孩童有肥胖問題。[5]也就是每三名成人就有一人，每五名孩童就有一人患有肥胖症。我很慎重的用了「肥胖症」一詞，但是是出於好意。肥胖症議題令人覺得不舒服，甚至難堪，但不容否定的是，危險性的肥胖症會增加罹患各種疾病的風險——包括新冠肺炎。過去，富裕國家從不是受傳染病影響最嚴重的地方，這次卻受到不成比例的打擊，有人認為，部分原因可以歸咎於我們的肥胖症人口比例。這是個複雜的問題，因為肥胖症不只是富裕國家的嚴重問題，在這些國家的貧窮區裡比例還特別高，因為這些民眾獲得健康營養的選擇有限。肥胖症盛行不只是富裕而營養過剩的結果，以劣質熱量為主要食物也可能導致肥胖症。

肥胖症患者感染新冠肺炎後，住進加護病房的機率比一般人高了七十四％，死亡率也高了四十八％。[6]從疫情開始到二〇二〇年十一月十八日間，美國感染新冠肺炎而住院的九十萬名成人中，有將近三分之一的人住院原因和肥胖症有關。這個比例很高。想一想，這二十七萬一千八百人要是沒有肥胖問題，就不用住院了。你是否想過為什麼肥胖症會是這麼嚴重的危險因子？這大概是我過去這年最常回答的問題了：體重和感染後的存活率之間存在什麼樣的關係？部分原因來自我們身體的組成方式。

橫隔膜是幫助我們呼吸的主要肌肉。吸氣時橫隔膜會收縮，讓肺部擴大以吸進氧氣。但是腹部有太多脂肪時，會施壓在橫隔膜上，導致這塊大肌肉限制了進入肺部的氣流。一段時間後，肺部下葉的氣體通道會塌陷，以致通過肺部的血液愈來愈難獲得適量氧氣。另外也別忘了，肥胖症還是心臟病、肺病、糖尿病、免疫系統缺失、慢性發炎和容易凝血等會提高風險的疾病的前身；現在要加上提高感染新冠肺炎的風險。新冠病毒在人體裡的作用機制，讓它對體重過重的人傷害特別大。感染新冠病毒會損害組成血管內襯、能調節血流的內皮細胞。而脂肪細胞本身可能原本就對新冠病毒比較敏感。記得這個病毒是透過ACE2受器附著在我們的細胞。我們體內的許多細胞表面，都有這個蛋白質受器，但又以脂肪細胞上的ACE2受器密度最高，這使得它就像病毒的貯藏庫一樣。也就是說，身上的脂肪愈多，就愈容易吸附病毒，遭感染的機率也就愈高。

在扭轉肥胖趨勢方面，尤其在扭轉肥胖對種族和少數族裔群體不成比例的影響

5 See cdc.gov.
6 See Meredith Wadman, "Why COVID-19 Is More Deadly in People with Obesity—Even If They're Young," *Science*, September 8, 2020, https://www.sciencemag.org/news/2020/09/why-covid-19-more-deadly-people-obesity-even-if-theyre-young.

上，我們每個人都能發揮作用（之後會進一步探討；最新統計顯示，肥胖症在非裔和拉丁裔成人較常見，他們感染新冠病毒後的情況也較為嚴重。）如果說這場疫情伴隨了什麼好事，那就是它讓我們注意到我們普遍不健康，這迫使大家思考，在下個病毒來到前我們該怎麼做。我和前疾病管制中心主任雷德菲爾德談話時，他一再感嘆，我們的新冠肺炎疫情之所以這麼嚴重，肥胖症是一大原因。他提出一個有趣的見解，來表達體重與身體對病毒的反應間的關係：設定點。當時我問他，為什麼有些人成了長新冠患者——也就是初期感染結束後，一直無法擺脫慢性症狀的病人。雷德菲爾德認為，每個人都有個獨特的「體內設定」，來管理身體的新陳代謝和發炎程度。

減肥圈經常提及「設定點」理論：每個人都有個內建的生物控制機制，會主動將體重調到一個預設數字。[7]我們的身體喜歡將體重維持在一定範圍內，但是如果吃得過多或過少，這個設定點便會失效或無法回復，這時體重就會增減得很明顯——而且可能會出現新的設定點。同樣的，每個人都有個發炎的基準線。發炎是身體的防禦系統對抗潛在傷害或損傷的機制，但是當這個防禦系統不斷受到刺激，不停釋放化學物質時，它就會開始錯亂。消防水帶用來滅火很有用，但你不會想要一直開著它。

你可以把設定點想成「設在一定溫度的身體內建恆溫裝置」。如果溫度設得太高，例如攝氏二十七度，那你的一般發炎程度會高於那些設定點較低的人。雖然可能有些差異，但是設定點高代表溫度高（發炎）。現在丟一個病毒到體內去大肆破壞身體的內建系統和自我調節機制。在感染的急性期，病毒會啟動一連串發炎反應，首當其衝的是我們的器官和組織。然而在病毒離開後，身體可能持續處於免疫風暴中，導致發炎的設定點持續提高。這個現象令許多醫生徹夜無眠，他們擔心病毒清除後，看似正在恢復的重症患者幾天後又再次倒下，然後過世。我們事後得知，川普總統在確診住院沒幾天便回到白宮時，他的醫生很怕會發生這樣的事。

包括雷德菲爾德在內的許多醫生都認為，新冠病毒之類的感染，會對發炎設定點帶來不良影響，或重置我們的設定點。這或許可以解釋，某些患者為什麼會持續處於發炎風暴。下一個問題是：我們要怎麼重置設定，並將它調回健康狀態呢？要怎麼讓身體為下一波感染做好準備？一個不錯的起點是重塑你的新陳代謝、滋養你的微生物組。

7 See Manfred J Müller, Anja Bosy-Westphal, and Steven B. Heymsfield, "Is There Evidence for a Set Point that Regulates Human Body Weight?" *Faculty of 1000 Medicine Reports* 2 (August 2010): 59, doi: 10.3410/M2-59.

重塑你的新陳代謝

飲食是個令人困惑的主題。我甚至不喜歡用「飲食」這個詞，比較喜歡用「營養」。在我的上一本書《大腦韌性：高齡化時代最重要的健康資產》（*Keep Sharp: Build a Better Brain at Any Age*），我花了很多時間做研究，並和世界各地的營養專家探討有益大腦的「最佳飲食」（徹底了解什麼叫「對大腦好的食物，對全身都好」）。這個領域缺乏共識的情形令我十分震驚，有專家推崇生酮飲食，也有專家提倡間歇性斷食、無麩質飲食等。但是有一點大家都認同：好的營養和好的生活習慣，例如規律活動（我也試著避免用「運動」這個詞）和睡眠充足，能有效降低美國幾個主要慢性疾病的風險。說到好的營養，你不一定要執著於單一種、嚴格的「飲食」。也就是說，你可以找到符合個人喜好與需求的理想營養組合。

動物模型、人類臨床試驗和大規模的流行病學研究已經提供足夠證據，讓我們能有把握的做出某些判斷。我知道你心裡也很清楚，每天吃馬芬蛋糕或甜甜圈配鮮奶油巧克力咖啡當早餐，對你沒有好處。飲食方法可能會讓人困惑，但是食物不會。解決方法之一是找出能使你精神充沛，而且不會造成消化問題或過敏的食物。如果你多加注意應該吃什麼，而不是不應該吃什麼，就會發現自己會自然而然攝取好的熱量，避開壞的。當然，食物除了提供營養，也應該帶給我們樂趣。偶爾偏離健康飲食習慣並不會讓我有罪惡感。

重整新陳代謝的關鍵，在於改變你對食物的基本態度。食物處於非常重要的十字路口中心：它能給身體帶來傷害，也能帶來治癒。我們決定吃什麼食物時，就是在選擇提供身體——我們的組織、細胞，一直到它們的分子結構——什麼樣的資訊。我的大半輩子都把食物想成燃料，是提供身體能量的微量營養素和巨量營養素（組成單位）。但是過去這十年，我開始懂得把食物當成「表觀遺傳」（epigenetic）〔8〕工具，並重視飲食和基因組間的交互作用。吃什麼固然重要，但是基因也會影響身體如何運用和代謝你吃進的食物。這就是為什麼某些狀況（像是肥胖症和新陳代謝失調）會跟遺傳有關。除了藉著化學作用轉換成能量和身體質量，食物還決定了基因組活動，以及身體生理作用的環境條件。

你大概從來沒有從這個角度看待食物，但你吃的東西確實會將環境中的訊號送進

8 譯註：表觀遺傳學是研究在不改變DNA序列的情況下，通過某些機制改變基因或細胞的表現。

你的基因，而這些訊號能夠影響基因如何表現、影響DNA怎麼轉換成訊息，以及最終的生物學和生理學怎麼運作。食物是我們每天得提供身體的「訊息」，所以我們必須確保自己遞送的訊息是正確、能配合身體運作並支持健康的——而不是有害或是會破壞它們的。

多樣化的世界文化習俗和生活方式，讓我們擁有五花八門的飲食選擇。不意外，食用過多典型西方飲食（高鹽、高糖、高熱量和飽和脂肪），對我們的生理機能並不友善。有研究指出，以植物為主，含有各種新鮮全果和蔬菜，特別是莓果類和綠葉蔬菜的飲食，對我們的健康有益。我知道這你已經聽了無數次，耳朵都要長繭了。我也是。但是我經常告訴病人幾個簡單的統計數字，來點出它有多重要——像是只要每天多攝取一份水果，就有機會降低死於心血管疾病的機率達八％，相當於美國每年死亡人數減少六萬人，全球減少一百六十萬人。我想補充的是：如果一把莓果或一顆蘋果能降低心臟病風險這麼多，它也會降低你對新冠病毒等感染產生不良反應的風險。沒有哪個食物是身體健康的關鍵，但是結合各種健康的食物確實能保護身體免受侵害，而且這麼做永遠不嫌遲。想想吧。你今天吃的食物可以為日後保護你的身體奠定基礎。美國人當中只有十％每天攝取的蔬果達到建議量〔9〕，有三分之一的人每天都吃速食，而且至少有一餐是外送或外帶的披薩。

那麼，在為下一波傳染病大流行做準備時，怎麼吃才對？答案是看重飲食，並且帶著新的目的。別犯錯：你滋養自己時做的每個小決定，都是大流行病防禦計畫的一環。從最基本的角度來看，這代表吃真正的食物，而不是猛吞藥丸或營養補充劑。如我所料，由於大家在疫情期間特別重視健康，保健食品的銷量因而大增，其中綜合維他命的銷量更是成長了兩位數。從疫情開始到二〇二〇年秋天，美國的維他命和補充劑的用量成長了二十八％，全球則成長了二十五％。在新聞報導說維他命D和C與鋅能提升免疫力，有助於抵抗新冠病毒感染後，它們的需求量也突然暴增。問題是，我們沒有證據能證明某種補充劑或維他命能增強免疫系統，或是有助於抵抗新冠病毒之類的感染。並不是說它們一定沒有幫助，而是我們還沒有證據。這種時候，請記住一句古老格言：沒有證據不代表證據不存在。或許這些營養補充劑真的有用，只不過目前我們無法確定。

研究人員倒是都認同一件事，就是取得這些營養素最好的方式是透過食物，這

9 See cdc.gov.

麼做最能獲得當中的活性成分，以及幫助這些成分發揮作用的微量營養素。我們都希望吞顆藥丸就能吃進所有微量營養素，但這個方法不但沒有效果，也不太可能做到。罐子標籤上寫了青花椰，不代表藥丸裡真有青花椰。有證據指出，微量營養素像是維生素和礦物質，只有在做為均衡飲食的一部分時，效益最大，因為它們和健康食物中的其他元素合作時，能發揮更好的作用。你可以把它想成一種「隨行效應」（entourage effect）。含有主要元素固然重要，但還是要伴隨其他成分才能達到最佳效果。從雞蛋裡攝取維生素B，跟從魚類攝取omega-3脂肪酸，永遠比單獨吃維他命或補充劑好。

雖然補充劑的效果不容易證實，但我們至少要確保這些東西是安全的。我要在此鄭重申明，宣稱能治療新冠肺炎的膠體銀（colloidal silver）既不安全、也不具任何療效。自二〇二〇年一月三十一日，白宮宣布公共衛生緊急事件開始到該年七月底，食品暨藥物管理局和聯邦貿易委員會（Federal Trade Commission）聯合寄出了一〇六封警告信，給販售謊稱能治療或預防新冠肺炎的產品的製造商。〔10〕另外有六十二封警告信由聯邦貿易委員會單獨寄出。針對三家販售宣稱能治療新冠肺炎等嚴重疾病的產品的製造商，司法部亦發出禁令。

我知道，藉由飲食來讓身體達到健康狀態需要花些時間——也確實應該如此。大多數的人都知道什麼食物有益，我們的身體喜歡什麼、不喜歡什麼，甚至知道自己的超級食物是什麼。幾年前，我寫了食物日記來找出自己的超級食物，最後發現發酵過的食物，像是酸黃瓜，是我的祕密武器。之後我便把它們當零食，拿來提高我的生產力和能量。找出什麼食物對你有效，把它融入日常生活。少吃精製糖類、麵粉、含有人工甘味劑的食物或飲料、速食、加工肉類、鹽分高的食物和甜食，這已經不再是婉轉的建議，而是指示了。注意你的食量。盡量在家準備三餐，這麼一來就能更容易掌控裡面的鹽、糖和油含量，這些東西很可能偷偷藏在包裝好的熟食或餐廳的食物中。（更多基本原則請參考《大腦韌性》一書。）

在這場疫情之後，我們必須比過去任何時候都更深切的分析如何滋養自己。過去這一、兩年提醒我們，我們不該只著重預防心臟病和糖尿病，還要徹底了解怎麼藉由飲食，來抵禦那些我們尚未認識的病原體。

10 See "Dietary Supplements in the Time of COVID-19" at NIH.gov, https://ods.nih.gov/factsheets/COVID19-HealthProfessional/, and "FDA and the Federal Trade Commission (FTC) Sent 106 Joint Warning Letters to Supplement Producers for Selling Products" at ftc.gov, https://www.ftc.gov/news-events/press-releases/2021/05/federal-trade-commission-fda-warn-five-companies-may-be-illegally.

為下一次大流行病做預備時，我們還需要考慮微生物組的角色——這個位於腸道的益菌工廠，其實對我們的免疫力貢獻良多。接下來我們就來認識它。

沒有什麼免疫力增強劑

就像充斥市面、未受規範的維他命和補充劑廣告，儘管「免疫力增強劑」產品的經銷商打的廣告非常吸引人，但其實沒有什麼增強免疫力的特效藥、能量棒、奶昔、果汁、藥草、香料、仙丹、萬靈藥或食物。最好的免疫力增強劑就是均衡的營養、多樣化的飲食；規律運動和妥善管理壓力等習慣，也能提升先天的免疫力。

滋養你的微生物組

已經有很多人寫過文章談人類的微生物組了，現在新冠肺炎更凸顯了它的重要性。微生物組可說是你的體內反應與外在環境（以及潛在感染源）間的鏈結，或說生物性鉸鏈。〔11〕微生物組（*microbiome*）這個字是由 *micro*（微小或顯微）和 *biome* 這兩個字組成，其中 *micro* 意指「某棲息地上的生命型態自然形成的聚落」——這裡的棲息地指的是人體。我還是醫學院學生，開始學習免疫學和微生物學時，「微生物組」這個詞還沒有出現在考卷上，至少不像現在這麼常聽人提及。有人認為，這個詞是獲頒諾貝爾獎的微生物學家約書亞·雷德伯格（Joshua Lederberg）在二〇〇一年命名的，不過關於微生物組的基本概念和重要性，可以回溯到一八〇〇年代的謝爾蓋·維諾格拉茨基（Sergei Winogradsky）與微生物生態學的起點。雷德伯格的貢獻在於了解微生物的遺傳學，他要是知道我們從二〇〇八年（他過世的那年）到現在的發展，肯定會大吃一

11 For everything you want to know about the microbiome, I recommend: Liam Drew, "Highlights from Studies on the Gut Microbiome," *Nature* 577 (2020): S24–25, https://www.nature.com/articles/d41586-020-002 03-4. Also see Emeran Mayer, *The Mind-Gut Connection: How the Hidden Conversation Within Our Bodies Impacts Our Mood, Our Choices, and Our Overall Health* (New York: Harper Wave, 2016).

驚。關於微生物組的學術文章，約有九十五％是過去這十年才發表的，有三分之二是過去五年發表的。

現在，解碼我們的微生物組——從腸道深處到皮膚表面的群落——是科學研究中極具前景的領域。了解與運用人類微生物組的這趟精彩旅程，我們才剛啟航而已，這次疫情使我們更有理由研究這個「超級器官」，揭開它的奧祕，因為它很可能掌握了我們未來健康的關鍵，以及對抗尚未問世的病原體（包含新冠病毒衍生的近親）的能力。

人類生物群落生態系或說「熱帶雨林」的成員，包含了各種細菌、真菌、酵母菌、寄生蟲和病毒等微生物。它們集結起來的遺傳物質，數量遠超過我們自身的ＤＮＡ。生長於我們腸道中的細菌尤其重要，從我們新陳代謝的效率和速度，到包括新冠肺炎相關症狀在內的各種疾病風險，它們都有很大的話語權。它們幫助我們消化和吸收養分；少了它們，我們就不能有效的滋養自己。它們製造並釋放重要酵素，以及我們的身體需要但無法自行充分製造的物質，像是維生素（特別是維生素Ｂ群）和神經傳導物質（例如多巴胺和血清素）。

據估計，讓人心情愉悅的荷爾蒙「血清素」有九十％不是在大腦製造，而是在消化道製造的，這都要感謝腸道裡的微生物。我們之所以能應付壓力，甚至好好睡一覺，都是拜腸道裡的菌群和它們對荷爾蒙系統的影響所賜。

以上是我對腸道細菌簡單的總結。但我主要想傳達的是：在這些微生物幫你維持身體健康的所有行動中，最重要的很可能是支持免疫系統，它會直接影響你感染像是新冠肺炎等疾病的後果。簡單的說，就是體內的微生物夥伴能提升你的免疫力。

人體的整個免疫系統中，至少八十％是由腸道相關淋巴組織（gut-associated lymphoid tissue，簡稱GALT）組成，它是我們體內體積最大的淋巴組織，裡面富含B細胞和T細胞等免疫細胞。GALT遍布整個腸道，覆蓋面積驚人（可多達三百平方公尺，比一個網球場還大一些！）[12]由於腸壁是我們與外界之間的生物性通道，腸道可算是我們免疫系統的總部。除了皮膚，它是我們最有機會接觸到外來物質或生物體的地方。GALT和身體其他部位的免疫系統細胞隨時在溝通，當腸道出現潛在的有害物質，會立刻通知免疫細胞。因為腸道細菌能控制特定免疫細胞，協助調節身體的發炎途徑，所以我們稱腸道和住在裡頭的微生物為免疫系統最大的「器官」。你或許知道，就生理上來說，皮膚才是我們最大的器官。但在生物學上，腸道和皮膚一樣

12 See H. F. Helander and L. Fändriks, "Surface Area of the Digestive Tract—Revisited," *Scandinavian Journal of Gastroenterology* 49, no. 6 (June 2014): 681–89, doi: 10.3109/00365521.2014.898326.

是身體內部和外界間的屏障，上頭都有微生物聚落。這些微生物能幫助並協調我們身體內在與外在的表現；事實上，在胚胎發育時期，皮膚和腸道內襯的來源是相同的。我們的免疫系統是動態的，一輩子隨著微生物組改變。

「你吃什麼，就會成為什麼」這個概念，來自法國作家安泰姆・布里亞・薩瓦蘭（Anthelme Brillat-Savarin），他在一八二六年的著作《味覺生理學：或說，對美食的沉思》（*The Physiology of Taste: Or, Meditations on Transcendental Gastronomy*）中寫道：「告訴我你吃了什麼，我就能告訴你，你是什麼。」現在我們有充分的科學說明為什麼會這樣，而其中的關鍵角色正是微生物組。你的微生物群組成和能力，反映出你的營養狀態，進而反映你的整體生理機能。如果說過去這十幾年我們這些科學家學到了什麼，那就是改變飲食就足以改變體內的微生物組；有時僅僅改變飲食幾天就辦得到。隨著人類祖先的飲食持續演變，住在他們腸道裡的微生物也在演變，從早期能輕易分解富含纖維的飲食的微生物，到大約一萬年前農牧業出現後，變為較適合分解動物性蛋白質、糖類和澱粉的微生物。但是就如我們所知的，西方人攝取的動物性蛋白質、糖類和澱粉已經多得離譜，以致飲食空有熱量，卻缺乏纖維、重要脂肪酸，以及能滋養健康微生物組、進而強化免疫系統的其他微量營養素。就像有些人說的，我們飲食過量，卻營養不良。

確實如此，但是你現在知道了，免疫系統也會受飲食影響。如果選錯飲食，感染病原體的風險便會增加，一旦真的感染，抵禦病原體的能力也會變差。

我們腸道裡的微生物組會透過「腸腦軸」（gut-brain axis）不斷和大腦對話。腸道細菌製造的化學物質，能透過神經或荷爾蒙和大腦溝通；這是一種獨特而複雜的雙向溝通。所以腸道環境不只跟免疫力與發炎程度有關，也影響神經系統甚鉅。大腦和腸道之間的關係，看來不如大腦和四肢之間那麼直接，但是你絕對在心神不寧時，感受過這種隱約存在的關聯，像是覺得胃怪怪的。我們的中樞神經系統和腸道神經系統裡的數億個神經細胞，主要是透過迷走神經（vagus nerve）來彼此溝通（vagus 這個字是從拉丁文的 *vagary* 而來，意思是「迷途」，因為它是腦神經中最長的一條）。另外還有個連到皮膚來完成這個迴路的「腸—腦—皮膚軸線」。所以，當你經歷強烈的情緒（例如害怕或尷尬）時，你的胃會痛，皮膚會變得慘白或漲紅。

迷走神經的主要功能是傳遞訊息，但它也對腸道內襯的健康有益。人體從食道到肛門的消化道內襯，有一層單層的上皮（epithelial）細胞。腸道內襯擁有身體最大的黏膜表面，它具備了三大功能。首先，它是身體從食物吸收養分的管道。第二，它能阻擋對身體有潛在威脅的有害粒子、化學物質、細菌和其他生物體或生物體成分進入血液循環。這層細胞屏障的第三個功能，是較少人知道的免疫作用：它具有免疫球蛋白可以跟細菌或外來的蛋白質結合，以防止它們附著在腸道內襯。免疫球蛋白是由腸道內襯另一側的免疫系統細胞分泌，並通過腸壁進到腸道的抗體。這個功能的最終結果，會讓致病生物體和蛋白質一起經由腸道排出，從體內清除。

有個重點要記住，那就是腸道微生物會協助控制腸道的「通透性」，也就是物質通過僅由一層細胞組成的腸道上皮層的難易程度。除了上皮層，還有會分泌黏液的杯狀細胞（goblet cell）透過製造黏液來使細胞壁厚一點。這個製造黏液的過程，也有賴和腸道微生物組間的交互作用（黏液層通常有兩層，裡面那層每小時就會汰換一次）。換句話說，你腸道裡的微生物，能大大影響腸道屏障的結構和通透性。微生物失去平衡會損壞這道牆。當這層細胞因為微生物受干擾而失去完整性，養分要從消化道進入身體時便會出問題。如果這個通道受損，免疫系統以及它抵抗新冠病毒等病原體的功能也會受影響。

對於你的免疫力，以及你應付新冠肺炎這類感染的能力，微生物組扮演的角色比你想像的重要得多——而我們才剛開始了解這方面的科學。二〇二〇年的一些研究已經發現，微生物組對新冠肺炎患者的預後有顯著影響。[13]我們從腸道微生物的組成（菌株的種類和數量）和新冠肺炎患者發炎指標間的關係發現，腸道微生物組和感染的嚴重程度有關。我特別感興趣的是：腸道微生物失衡或失調，有可能是身體清除新冠病毒後，仍留下長新冠或新冠肺炎後症狀（post-COVID symptoms）如腦霧、疲倦等的主要原因。專家也指出，至少對於年長者和肥胖症或第二型糖尿病患者，腸道微生物組失衡是他們感染新冠肺炎後，有較大風險發展成重症的部分原因。

腸道微生物和免疫力間密切的關係，很可能是雙向的：感染會改變我們的微生物組，反之微生物組也會影響免疫功能。有鑑於腸道是人體內最大的免疫器官，而常駐其中的微生物會影響免疫反應，科學家於是將重點放在：找出腸道微生物組如何影響免疫系統對新冠病毒感染的特定反應。如果能找出腸道微生物組和新冠肺炎嚴重程度間的關聯，將來或許可以利用益生菌甚至糞便移植，為患者重建健康的微生物組，從而帶來助益。糞便移植是醫界的新興作法，醫生可以取健康移植者的糞便做特殊過濾，將它移植給腸道微生物組不健康或失衡的患者，讓他的腸道微生物組恢復平衡。雖然這個方法通常用在消化道嚴重感染，例如感染困難梭狀芽孢桿菌（*C. diff*）的患者，

13 See Y. K. Yeoh et al., "Gut Microbiota Composition Reflects Disease Severity and Dysfunctional Immune Responses in Patients with COVID-19," *Gut* 70 (2021): 698–706, doi: 10.1136/gutjnl-2020-323020.

但是未來的研究肯定會找到更多醫療用途。

然而，益生菌的市場在過去十年已經爆發。益生菌*probiotic*這個字裡的*pro*是拉丁文衍生來的，意思是「為了」，*bios*則是希臘文「生命」的意思。益生菌是對身體有益的細菌，可以透過藥丸或發酵過的食物（像是優格、乳酪、泡菜和康普茶等）攝取。事實上，乳酸發酵是食物變成益生菌、或變得富含益生菌的過程。這過程中，益菌會將食物中的糖分子轉變為乳酸。這麼做的時候，細菌會大量繁殖。而乳酸製造的酸性環境可以殺死有害細菌，保護發酵的食物不受致病菌破壞。這就是為什麼乳酸發酵能用來保存食物。現在製作發酵食物時，會將特定益菌（例如嗜乳酸桿菌〔*Lactobacillus acidophilus*〕）加入含糖的食物，來啟動這個過程。例如製作優格時，只要將發酵種（starter culture，即具有活性的活菌株）加入牛奶即可。這些都不是新鮮事；回顧歷史，發酵食物一直在為人類飲食貢獻益生菌。

目前我們還不知道，什麼樣的微生物種類和組成是最理想的微生物組，關於益生菌補充劑的效果也尚未達成共識。在如何建立健康微生物組的研究，我們仍處於「還不知道」的階段。鑑於有眾多科學家陸續投入，研究腸道健康和免疫健康間的關係，醫生可能很快便可以「開立」某些益生菌菌株來治療某些疾病了。事實上，幾個來自雙岐桿菌屬（Bifidobacterium）、乳酸桿菌屬（Lactobacillus）和酵母菌屬（Saccharomyces）的菌株，在市面上販售的商品，特別是發酵食品中，已經很常見了。

有專家向我強調，想要完全了解微生物組，就不能採取歸納主義，只將細菌分成「益菌」和「害菌」。來自世界各地的研究指出，不同文化的人體內的微生物組也截然不同，這代表對某個地區的人有益的菌株，對另一個地區的人不見得有一樣的好處。目前看起來最重要的，似乎是微生物組的多樣性——多樣性愈高就愈健康。另外，從完全天然的食物，例如酸菜、酸黃瓜、泡菜等發酵過的蔬菜，最能攝取到豐富且健康的菌種。這些細菌一旦進入腸道，除了需要飲食滋養，還仰賴基本的生活習慣，例如規律運動、充足睡眠等，來維持它們的健康。

關於益生元（prebiotic）的討論也愈來愈多了。它們不是微生物，而是存在特定食物中，能夠促進益菌生長、使益菌更具活力的化合物，像是菊苣根、菊芋、大蒜、洋蔥、韭菜、香蕉、蘆筍和蒲公英葉等蔬果所含的膳食纖維。（放一點到你的沙拉裡！）我們和腸道裡的微生物是共生關係，所以提供它們各種高纖蔬果來確保它們的健康，格外重要。

活動、睡覺、放輕鬆

維持最佳健康狀態和免疫功能的另外三個關鍵是：經常活動、睡好覺和減少壓力。

活動身體來對抗新冠病毒

只要每天適度活動二十二分鐘，就能增強你的免疫系統。我們已經知道，規律鍛鍊身體能減輕新冠肺炎的嚴重程度——而且成效明顯到讓疾病管制中心將「不活動」列為重症新冠肺炎的危險因子。〔14〕平常不運動的人聽到每天要運動二十二分鐘（一週一百五十分鐘），可能會不知從何下手，但這樣的運動量不需要你購買健身房會員、投資跑步機或改變日常活動安排。只要安排恰當，你便可以在幾乎不影響日常作息的情況下，達成每天的運動目標。適量的運動可以是走路（每小時至少六、七公里）、割草，或是吸地板和拖地之類的家事。

人類演化的結果是我們得活動，而且是經常活動。我知道我不是第一個這麼告訴你的人，但是我要再說一次，如果你不藉由規律運動來使心跳加速、血流加快、皮膚流汗，就無異於讓自己置身於西方飲食帶來的風險——更容易發炎和患上慢性疾病。

運動是人體天然的萬能藥，它對健康的益處比任何藥物都多，而且幾乎沒有副作用。它能降低罹患所有疾病的風險、快速清除壓力荷爾蒙、改善情緒，同時平衡血糖和整體新陳代謝。活動身體能促進所有器官的健康，包括你的大腦，以及非常重要的肺活量。如果我告訴你，比起你可以做的任何事，只要每小時活動兩分鐘就能變得更健康、更聰明，你是不是該考慮別再這麼一直坐著了？幾年前我突然意識到，我們的想法反了。我們不應該把活動身體當成一種治療方法，而應該把不活動身體當成疾病。就只要動一動，例如每次要坐下時問自己：我可以站著嗎？

其他建議還有：

- **經常走路**。走路對大多數的人來說都太過簡單，以致我們很容易忽略它的好處。「快走」可說是人類可以用來促進健康的運動中，最常被低估的。你可能已經每天都有走路了。試試在你進車子前，能否在住家附近多走五到十分鐘？你可以一邊走路，一邊跟親朋好友講電話，或是一邊聽你喜歡的播客節目。
- **執行短時間的強力運動**。將二十二分鐘的運動時間，用來做五種間歇式肌肉訓

14 See cdc.gov.

練，像是伏地挺身、深蹲、弓步蹲、臀橋式和開合跳。每種做一分鐘，總共做四輪，再加上幾分鐘的暖身和緩和時間，很容易就能達成運動二十二分鐘的目標。

• 重拾你過去從事的運動，例如打網球或騎腳踏車。家裡有小孩的話，跟他們玩些有趣的遊戲也可以讓你的心跳加速。

• 追蹤你的運動量。大部分的智慧型手機都有計算運動距離的應用程式。居家期間，除非你刻意找機會運動，否則大部分的人距離每天走一萬步的原則恐怕相當遙遠。問責制能有效幫助我們達成運動目標。一份最近發表在《英國運動健康期刊》（*British Journal of Sports Medicine*）的研究發現，使用手機或手表追蹤運動量的人，幾乎每天都會多走一英里路。〔15〕參與者使用的如果是有提醒功能的運動追蹤程式，運動量還會更多。不管你如何追蹤你的運動量——智慧型科技或只是記日誌都好，記下你的進展也會幫助你堅持下去。

從新冠肺炎復原的人，可能會因為肺部受損了幾個月，所以沒辦法從事激烈運動。心臟健康也可能因為感染、或是復原期間無法維持正常活動，而受到影響。有耐心一點。除了遵從醫生的指示，在此我要分享一個幫助患者恢復並加強肺部功能很有用的方法——深呼吸訓練；這麼做還能連帶減輕焦慮和壓力。

你可以隨時隨地練習深呼吸，可以先試試一天練習兩次，打下基礎。你只需要舒服的坐在椅子或地板上，閉上眼睛，確認身體完全放鬆——釋放頸部、手臂、腿和背部的壓力。從鼻子吸氣，吸愈久愈好，感覺到你的橫隔膜和腹部上升，胃向前移。覺得肺部已經吸飽時，再吸一點。接著一邊數到二十、一邊慢慢吐氣，直到所有氣體都離開肺部。至少重複做五次。另一個方法是結合了情緒和深呼吸的「打哈欠微笑法」，它能增進協調性、鍛鍊手部和肩膀的力量，還可以打開胸部肌肉來擴展橫隔膜。動作很簡單：坐在床緣或結實的椅子上；將手臂直直的往上舉，大大的打個哈欠；接著把手臂放到身體兩側，以微笑三秒鐘做為結束。持續做一分鐘。你可以在網路上找到這些練習的影片。

15 See L. Laranjo et al., "Do Smartphone Applications and Activity Trackers Increase Physical Activity in Adults? Systematic Review, Meta-analysis and Metaregression," *British Journal of Sports Medicine* 55 (2021): 422–432, doi: 10.1136/bjsports-2020-102892.

藉由睡眠支持免疫力

睡眠是良藥。〔16〕大量科學數據指出睡眠是一種天然良藥（就像運動一樣），它能重新調理我們的身體、整理大腦和記憶，並在分子層級上更新細胞和組織。從大腦到腳趾頭的細胞，睡眠能從各個層級修復我們的身體，所以得知睡眠與新冠肺炎的嚴重程度有關也就不足為奇了。長期睡眠不足會降低免疫力，導致身體容易發炎、（壓力荷爾蒙）皮質醇濃度上升，還會增加罹患慢性病的風險。我們現在已經知道，在血液循環中巡邏的免疫細胞數量在夜晚時最多，這點充分說明了睡眠的防禦能力。

良好的睡眠能平衡調節我們的生理和免疫狀態的荷爾蒙；它會影響我們感受和面對日常壓力的能力、我們的新陳代謝、大腦運作和思考能力，甚至我們的微生物組功能。最後這一點很難想像，但是科學界已經找到睡眠和腸道細菌間的關聯：健康的腸道微生物菌群能幫助我們睡得更好，而良好睡眠能滋養多樣性高且健康的菌群。

每個人的睡眠需求都不同。一般而言，孩童需要的睡眠比成人要多，孩童約十到十二個小時，成人僅需七到九個小時。然而，睡眠的質比量來得重要。如果沒有足以恢復元氣的深沉睡眠，就算睡了九個小時，隔天還是會覺得累。關鍵在於夜間經歷持續而完整的睡眠週期，而且身體跟著獲得休息，從而養成健康的睡醒週期與晝夜節律。如果你想要知道自己的睡眠品質，或是知道自己有沒有足夠的深沉睡眠，可以使用一些穿戴設備和應用程式，來追蹤睡眠的質與量。

壓力會削弱免疫力〔17〕

每個人都有壓力；它是生活的一部分，很多時候壓力甚至是健康的，可以帶給我們動力。我們要減少的是毒性壓力，這種壓力輕則造成頭痛、肚子痛之類困擾，重則導致嚴重的焦慮症和憂鬱症等心理問題。毒性壓力是那種長期無法緩解的壓力，造成的心理困擾之大，會使我們的情緒、生理和生活能力都招架不住。當身體不斷分泌壓力荷爾蒙，我們身體的許多方面，包括免疫力在內，都會受到影響。

壓力生理學在過去幾十年有很大的進展。我們早就知道，身體處於壓力下會導致一連串事件，但是一些和壓力有關的新狀況，包括會導致新冠肺炎病情加劇的慢性症

16 For everything you want to know about sleep, see: Matthew Walker, *Why We Sleep: Unlocking the Power of Sleep and Dreams* (New York: Scribner, 2017).

17 For a general overview, see Suzanne C. Segerstrom and Gregory E. Miller, "Psychological Stress and the Human Immune System: A Meta-analytic Study of 30 Years of Inquiry," *Psychological Bulletin Journal* 130, no. 4 (July 2004): 601–630, doi: 10.1037/0033-2909.130.4.601.

狀（例如持續性壓力）會傷害我們的微生物組等，則還在研究中。有實驗性研究發現，毒性壓力會阻礙小腸進行消化，造成細菌過度生長，損害脆弱的腸道屏障，從而造成腸道內的生態失調——不友好的細菌開始增生，擠掉友好的細菌，啟動一連串負面影響，包括在體弱的患者身上造成慢性症狀，例如長新冠。這也再次證明，人體內的各個系統是彼此關聯的。

建立心理韌性

不意外，不管是客觀事實或傳聞都指出，自疫情開始以來，我們的心理健康受到更大的挑戰。早期警訊之一，是打電話通報兒童和家庭暴力的案件增加了。疾病管制中心表示，從二〇二〇年八月到而二〇二一年二月，出現焦慮和憂鬱症狀的成人從三十六・四%增加到四十一・五%。每個人對情緒的反應不一，有些人從中找到力量，有些人則無力應對。這些反應受多種因素影響，包括年紀和所處的生命階段、成長過程是否有負面事件、種族、性別、遺傳、心理健康史、是否受到歧視或有其他生活狀況、財務情形、就醫機會，以及在疫情期間受到的折磨和損失。舉個例子，醫療前線的工作人員在這件事的經歷，跟一個工作穩定、安全隔離在家，用Zoom和客戶交談的會計師的經歷，顯然不一樣。

好消息是研究顯示，經歷過戰爭、天然災害、重大災難等極度壓力後倖存的人，很少會有長期的心理問題。我們可能會感受到比以往更多的壓力、憂鬱和焦慮，每個我接觸過的專家都說新冠肺炎會永遠改變我們的社會，但是關於人類韌性的研究卻認為，我們從疫情中復原的速度比你預期的要快。我們有足夠的數據顯示，人們很快便從一九一八年的流感大流行復原了。研究也顯示我們大部分的人——九十%的美國人——都經歷過創傷事件，但是只有六・八%的人有創傷後壓力症候群。〔18〕有研究追蹤患有創傷後壓力症候群的人，結果發現這些人的症狀在三個月後就明顯改善，有三分之二的人最終會復原。知道這些創傷未必會自動演變為長期精神疾病很重要，也令人欣慰。心理上有困擾、難過和焦慮在所難免，但這些都是正常而暫時的反應，並且大部分我們都處理得來，有時甚至會使我們的心理更具韌性。我們全都熬過疫情走到這裡，現在這經驗能幫助我們建立精神上的反彈力量了。

18 See Richard A. Friedman, "You Might Be Depressed Now, but Don't Underestimate Your Resilience," *New York Times*, May 4, 2021.

寫《大腦韌性》時，我把焦點放在如何建立富有韌性的大腦，以預防認知衰退和失智症。它雖然是疫情發生前寫的，但是當中提到的建議和策略——**滋養、運動、睡眠、終身學習和與他人連結**這五大支柱，依舊派得上用場。

我為了寫這本書做了多年研究（其實我大可以把書名取為《保持韌性》就好），收穫的重要見解在疫情期間也很適用：大腦是個非常柔韌的器官，它能隨著年紀增長愈來愈好。

這是件不可思議的事。一般而言，我們的器官會在正常使用下耗損和衰退，但是大腦卻能維持強韌，不管你是什麼年紀，都可以藉由新生成的神經元和神經連結，來支持你和你的需求。我見過許多百歲人瑞雖然心臟虛弱，大腦卻依然強健，這表示你每天做的事能幫助你建立更好、不畏疫情的大腦。（我也為看起來已經枯竭凋零的大腦開過刀，但是它們的主人思考和形成記憶的能力，與靈活的年輕人無異。）

睡眠充足加上運動就能抵擋大腦衰退——沒有任何藥物的效果可以跟它們相比。睡眠可以整理我們的記憶，而身體活動能促進大腦分泌靈藥般的物質來刺激大腦細胞生長，確保它們存續。因此，我們才得以持續學習新技能，探索能刺激大腦、減輕壓力並帶來回饋的新嗜好——凡此種種，都有助於維持大腦韌性。疫情期間，我們暫時無法從事許多對心理健康有益的活動，像是聚會、旅遊和度假，或是在辦公室跟同事一起工作，所以我們必須有創意一點。以下是另外一些提醒：

減少使用媒體。想一想你關注了哪些媒體、以及你有多常查看它們。與其無止盡的瀏覽新聞標題或狂看電視，不如打電話給朋友，或是跟親朋好友出門散散步。大自然非常能消除我們的煩惱。太投入媒體會使我們覺得失去掌控自己生命的能力。研究顯示，只要轉而注意我們可以控制的事，就能在生活、健康和工作表現上，收獲有意義且持久的改變。

維持嚴謹的作息。就像身體的各個系統喜歡處於穩定平衡的恆定狀態，我們的心理也喜歡可預測、有秩序和例行性的事。列出每天的待辦事項；設立目標；整理你的環境，包括工作的地方；按著規律的作息吃東西、運動和睡覺，即使週末也不例外；訂個一天結束時讓自己靜下來的儀式，像是閱讀、泡澡，或是在住家附近一邊散步、一邊聽著喜歡的音樂。

與人保持連結。「孤獨」絕對是這場疫情所衍生極具破壞性的一種流行病。打從疫情爆發，六十七%的美國人——也就是每三人當中就有兩人——表示，他們感到前所未有的孤單；許多人承認，這是他們多年來第一次哭泣。[19]這讓我聽了很難過，所以我要在這邊大聲疾呼，打電話給你關心的人，或是跟他們視訊、寫信給他們，這真的非常重要。我們需要與人深入交談。有證據指出，社交支持能提升我們的掌控感和自尊，進而強化我們的韌性。另外，社交對神經也有正面影響：它能使引發恐懼和焦慮的大腦迴路停止作用。也就是說，與其他人往來會啟動大腦的冷靜中樞，抑制它的情緒反射。

使用幫助人操練「身心醫學」（mind-body medicine）的應用程式。從幫助我們冥想，到讓加入群組分享經驗、與人社交等，現代人一點也不缺協助我們建立韌性的應用程式。哈佛大學兒童發展研究中心（Center on the Developing Child）收集了來自國內外資源的連結，不管你有沒有小孩，都可以在這個網站尋找跟疫情相關的各種協助：https://developingchild.harvard.edu/resources/covid-19-resources/。

尋求專家協助。由於遠距醫療蓬勃發展，如今我們只要滑滑手機或打通電話，便能找到領有執照的治療師。就像我最喜歡的奧運選手麥可・費爾普斯（Michael Phelps）說的：「不是只有罹患嚴重精神疾病的人才需要治療，你可以不用等到情況變得那麼糟。」費爾普斯和廠商合作開發了一個應用程式，幫助使用者輕鬆找到合格、方便且負擔得起的治療師，因為他很清楚，對抗憂鬱和焦慮有時需要團隊的力量。撇開和疫情相關的壓力不談，世上每四個人就有一人有某種精神問題，受影響的美國成人中有一半以上沒有接受治療。過去，專業治療不太被接受，但是現在已經不是這樣了。另外也有針對孩童的治療。疾病管制中心指出，和二〇一九年相比，十二歲到十七歲的孩童因為精神相關問題進急診室的案例，在二〇二〇年增加了三十一%。疾病管制中心的網站上，有個按年齡層分類的資源工具供幼兒到青年的父母參考。

用食物提振情緒。你吃什麼就會成為什麼，這句話在心理健康也適用。除了微生

19 See Chris Melore, "Lonely Nation: 2 in 3 Americans Feel More Alone than Ever Before, Many Admit to Crying for First Time in Years," Study Finds, April 29, 2021, https://www.studyfinds.org/lonely-nation-two-thirds-feel-more-alone-than-ever-many-cry-first-time/.

物組的研究，「營養心理學」也是科學界很熱門的研究。[20]這個新興領域探討食物與心理健康間的關係，同時也認同微生物組在這個生物關係中扮演重要角色。好的營養可以餵養並支持健康的微生物組，而健康的微生物組能製造促進最佳思維與心理健康的化合物，進而影響大腦健康。一直以來，科學家便很重視食物如何影響我們的生理健康，特別是新陳代謝與心臟健康，但現在他們已經開始轉而注意食物與心理健康間令人驚奇的關聯。有愈來愈多研究指出，日常飲食也會影響我們的情緒和大腦生物學。就像心情沮喪或面對壓力時，高糖、高油的食物能帶來慰藉一樣，有大規模的研究發現，攝取大量營養豐富的食物——水果、蔬菜、堅果、種子、豆類、魚、蛋和發酵食物（例如優格）——能使人感受到焦慮和憂鬱減少、幸福變多，對整體生活也更滿意。食物與情緒間的這種關聯或許很像道聽途說，其實已經有設計完善的研究證實，食物確實會影響情緒和心理韌性。[21]這不是說吃了羽衣甘藍沙拉和沙丁魚就能治好精神病，但我們對食物的選擇無疑是心理健康中，嚴重遭到低估和忽略的一環。吃得健康不代表花費會比較多。最近一篇指出食物能為心理健康帶來益處的研究中，受測者將飲食中含糖量高的玉米麥片換成燕麥、披薩換成炒青菜、香腸換成海鮮，結果當週購買食物的費用反而減少了。

疫情期間，我們不時聽到「我們是生命共同體」。這個提醒很適用，因為面對未來的威脅時，我們正需要這種心態。這通常也表示，創造一個杜絕疫情的未來將是全家共同的事。

20 See Roger A. H. Adan et al., "Nutritional Psychiatry: Towards Improving Mental Health by What You Eat," *European Neuropsychopharmacology* 29, no. 12 (December 2019): 1321–1332, doi: 10.1016/j.euroneuro.2019.10.011.

21 See Felice N. Jacka, "Nutritional Psychiatry: Where to Next?" *EBio-Medicine* 17 (March 2017): 24–29, doi: 10.1016/j.ebiom.2017.02.020.

8 為家人做好安排：學習以調整過的方式過每一天

Organize family: Learn How to Live Everyday Life Anew (with a Twist)

日後我們看待咳嗽和打噴嚏的態度，還會一樣嗎？應該安排需要照顧的父母住在生活輔助住宅（assisted living）還是安養院？怎麼讓孩子恢復到校上學？下次旅遊前需要注意什麼事？需要為了長新冠添購保險嗎？

我們是生命共同體，每個家庭都必須用疫情前從沒想過的方式加以安排。跟傳染病專家、社會學家和許多在疫情期間受苦的人聊過後，我整理了一份有十個項目的清單，做為家庭與新冠病毒共存的參考策略，畢竟它有可能就此永遠留在環境中了；從現在起，我們做決定時已經不得不把它列入考慮。在小心翼翼邁向新常態時，我們還得持續面對不確定性、疫情間的損失、新冠病毒捲土重來的可能，以及不知道又會有哪個瘋狂的新病原體興起，給世界帶來威脅。在完成這本書的同時，我把我的播客內容從「新冠病毒：事實與虛構」（Coronavirus: Fact vs. Fiction）換成了「追尋生命」（Chasing

Life）。我們已經準備好面對生命的下一個篇章，也有心理準備在「照顧好自己」和「追求生產力」之間找到平衡。再度追尋生命的時間到了。我們必須從某處著手。遵守以下「新冠病毒友好十誡」，可以讓你和家人在杜絕大流行病時，處於最有利的位置：

健康檢查、癌症篩檢和疫苗追加劑不要停

當全世界都在和這個凶殘的病毒對峙，我們的焦點暫時從心臟病、癌症、糖尿病和失智症等慢性非傳染病移開了，但是這些疾病每年依舊影響數百萬人，花費我們數億美元。我們必須回歸例行健檢和年度檢查，來預防和治療這些疾病。沒錯，我們都想盡快將新冠肺炎拋諸腦後，但是千萬別忘了，它有一次又一次復出的潛能。持續接種追加劑將是維持社區免疫，避免疫情再次爆發的關鍵。

現在，醫生和醫院都很清楚怎麼防止病人接觸新冠病毒，所以不用再擔心要不要、或何時去看醫生，以及特別擇期進行手術。萬一該區爆發疫情，醫生和醫院會立即發布警訊，只要聽從引導，遵照他們的安全措施即可。

彌補日益擴大的差距

疫情導致孩子的教育步調普遍減緩，也加劇了不同種族和社經條件的人彼此間的差距。這在缺少穩定網路、無法參與遠距教學的弱勢學生特別明顯，就算家中有網路，這些孩子也可能不知道怎麼操作線上平台，或是缺乏父母監督。不管你的年紀多大，整天在線上學習和互動都會令你吃不消。我很想稱它為「學習損失」（learning loss），但這不是最好的詞。孩子的損失或許沒有我們認為的大，甚至還可能因為經歷這場疫情而有不同的收穫。他們可能失去了待在傳統教室的時間，但這未必損及他們的技能、知識、記憶，以及掌握未來智慧的能力。羅馬時代的希臘作家普魯塔克（Plutarch）曾經寫道：「我們的大腦不是用來裝滿東西的容器，而是有待點燃的火。」孩子們已經準備好重新點燃了。

和全國各學區負責人聊過後，我很樂觀的認為，我們可以藉由提供大量輔導、延長學年，以及和社區組織合作等公共措施，來彌補這些差距。別誤會，我不是說這些是理想的方法，但全美各地的教育工作者都向我強調，這場疫情只是使教育暫時中斷，而不是永久倒退。許多學區也已開始帶頭推動讓孩子安全返校上課。

我在撰寫和錄製有聲書《中斷的童年》（*Childhood, Interrupted*）時，曾詢問各地的兒童心理學家他們有何擔憂和計畫，我好將這些經驗用在自己的三個女兒身上。[1]首先，他們提醒我「日益擴大的差距」（thriving gap）這個詞比「學習損失」合適，因為它包含了學業以外的事。除了課業差距，還有社交和情緒差距，尤其那些除了跟朋友在一起，對其他事都提不起勁的青少年。隨著孩子接種疫苗的比例提高，別忘了讓他們的社交連結重新活絡起來。

心理學家安琪拉．達克沃斯（Angela Duckworth）打造了非營利的「角色實驗室」（Character Lab），藉以收集有科學根據的數據來幫助孩子成長，她告訴我：「不論是年紀較大或較小的孩子，都極具韌性。」[2]有些人以為韌性是特例，事實上韌性是主流。達克沃斯建議我們，不要僅僅看到疫情造成的損失與破壞，而要問自己：「我能從中學到什麼？」以及：「接下來我應該怎麼做？」父母稍微轉個念頭，就能改變孩子的反應和思考事情的方式。例如，語文是學習的根基，每個家長都能在家陪孩子練習語文。不管是在傳統教學環境、跟同學一起透過電腦在線上學習、在住家附近學騎腳踏車，或是和朋友一起玩線上遊戲，我們的孩子每天都在學習。學習不是非此即彼，它是件複雜的事。我們的孩子終究會把疫情期間沒學的技能給補起來。這或許是件好事，因為幾年後我們很可能發現，孩子們不但將他們該學的「補起來了」，還因為經歷過這場史無前例的疫情，學到遠超過他們應該學的。

聰明選擇健康醫療計畫

從二〇二〇年五月底到二〇二一年三月底，美國的醫療債務飆升了二十八億美元，相當於六．五%。逾期的醫療債務也從一千九百六十萬美元，增加到兩千一百四十萬美元，將近九%。〔3〕重症但沒有適當的醫療保險，或是為了治療長新冠問題而不停就醫的人，都蒙受巨大的經濟影響。許多人在失去工作的同時，也失去了醫療保險。

《平價醫療法》（Affordable Care Act，簡稱ＡＣＡ）為那些沒有醫療保險的人提供了解決辦法（開放登記時，你可以在HealthCare.gov購買醫療保險，如果條件符合，某些醫療保險是免費的。）ＡＣＡ禁止保險人員歧視有健康狀況的人，也不准向他們收

1 See Sanjay Gupta, *Childhood, Interrupted: Raising Kids During a Pandemic*, Audible Originals (2020).
2 See "What Have Scientists Learned about Kids' Well-being from Pandemic?" *Full Circle*, CNN, April 1, 2021, https://www.cnn.com/videos/health/2021/04/01/angela-duckworth-grit-help-kids-thrive-pandemic-full-episode-acfc-vpx.cnn.
3 See Phil McCausland, "Medical Debt Is Engulfing More People as Pandemic Takes Its Toll," NBC News, April 23, 2021, https://www.nbcnews.com/politics/politics-news/medical-debt-engulfing-more-people-pandemic-takes-its-toll-n1265002.

取高於健康投保人的費用。這對於曾經感染新冠病毒，現在面臨肺部受損、心臟問題或憂鬱症等長期身心影響的人是個大好消息。雖然這些症狀日後可能痊癒，但也可能變成長期問題。在選購醫療保險時有幾個重點：

- 確定你選的是符合《平價醫療法》的保險，多比較，看看哪些計畫是你適用的。未符合《平價醫療法》的保險計畫價格可能很吸引人，但提供的保障較不完整，也不能讓符合資格的人申請聯邦補助來支付保費。短期或有限期的保險計畫絕不是正確選擇。花多點時間做功課，不懂的要問清楚。
- 留在你的醫療網絡內。確認你看的醫生、專家、去的醫院，都在保險計畫的醫療網內。萬一使用了醫療網外的資源，債務就會愈欠愈多，因為你的保險不會支付這些醫療費。必要時找醫療保險仲介協助，可以使你更容易弄懂這些政策（仲介的費用是由保險公司支付，所以他們不應該跟你索取服務費。）如果你得過新冠肺炎，必須考慮要不要選擇保障較高的計畫，因為你可能會更常需要看醫生或找專家諮詢。我之後還會提到，最好找個多專科整合的醫療機構，由各醫療領域醫生組成的團隊看診。HealthCare.gov網站上有個選項是「尋找當地協助」，可以根據你住處的郵遞區號，介紹指導員、輔導員或仲介給你。如果你要找符合各家庭成員特殊需求的保險，建議找人請教有哪些選項符合你的預算。

- **將自付額列入考慮。**你必須先付得起自付額，再討論其他理賠資源才有意義。一般而言，保費愈高，自付額就愈低。所以如果你選了保費低的保險，但馬上要用到複雜的治療或高價處方藥，費用就很難低於自付額。所以身體有狀況的人在比較不同醫療保險計畫時，還要仔細評估自己每年還需要付多少錢。另外，要當心那些「免自付額」的保險，因為它們可能暗藏你不知道的費用。印刷再小的字也要讀清楚。

重新建立急用金和財務緩衝

在這場疫情中，許多家庭因為失業和醫療帳單不斷累積而出現財務困難，就算家中原本有急用金也花完了。如果是這樣，在還債和安排豪華假期前，請先設立（或重新設立）一個將急用金列為優先的疫情後開銷計畫。（我懂；隔離了這麼久，大家都有想要「回歸」生活的衝動，以致花太多錢在最想念的事情上）。我訪問的災難財務理專建議，至少要存一整年的生活費作為家裡的急用金。優先付掉一定得付的帳單（例如房租、房貸、車貸、保險），然後盡可能攢下錢作為急用金，直到存夠為止。你的目標是讓可使用的現金愈有彈性愈好，好為下一次傳染病大流行做最充分的準備。

個人理財專家蘇西．歐曼（Suze Orman）的網站SuzeOrman.com上，提供了許多實用的建議和工具。她通常不會建議大家先儲蓄，再償還高利息的債務，但她也知道這不是一般時期。在疫情嚴重的階段，將存錢擺在第一順位有時是最好的策略，但與此同時還是要訂好日後的償債計畫，並留意自己的信用評比。事實上，不管處於什麼時期，優先存下急用金永遠是好事。就像歐曼說的：「儲存急用基金不是投資，而是追求一種安全感、心裡的平靜，也是一種保護。」我還要補充一點，它是為大流行病做預備的明智選擇。

備好預立的醫囑

許多人是在家裡有新冠肺炎重症患者，到醫院走一遭，突然得為自己或家人決定照料方式後，才驚覺自己從沒想過生命臨終的遺願。而且由於疫情的關係，大家只能透過電話談論這些事，沒辦法在醫院陪伴與疾病奮戰的家人，更糟的是，沒辦法在他們臨終時隨侍在側。疫情爆發後，民眾簽署預立醫囑（advance directive）的比例是過去的五倍。但即使如此，還是僅有不到三分之一的健康成人有預立醫囑。這個法律文件可以指明當你因病重來到生命盡頭時，希望採取怎樣的照護方式。你可以明白指出想要或不想要的治療方法，還能指定某人來確認你的醫療決定有確實執行。你希望醫生想盡辦法讓你的重要器官維持運作嗎？如果你的腎臟開始衰竭，你想要洗腎嗎？你想要接受心肺復甦術、置入呼吸管或電擊去顫嗎？

你不希望家人在慌亂之中做這些決定。預立醫囑通常包含在傳統遺囑和生前信託中，但也可以單獨執行。（美國退休者協會〔AARP〕的網站上可免費下載各州的預立醫囑表格。有些州的生前遺囑和醫療照護代理表格會在同一份文件，有些州是分開來的。賓州大學的OurCareWishes.org網站上也有免費的工具可以參考。）

我建議不管擁有多少資產，每個家庭都整理好這些重要的法律文件，內容包括指定持久代理人（durable power of attorney，在代理人無法繼續代理時，代為做財務等決定的人），以及在你過世後要如何分配你的資產，包括純粹情感價值的資產，像是你收集的紀念品等等。這些文件通常冗長而繁瑣，但關係到你終究得面對的最實際、也最困難的決定。放棄這些文件可能會造成家人財物損失（例如把沒預料到的醫療帳單留給負責財務的親人）。因為沒有預立醫囑，導致最後採取積極的非常手段挽救性命，醫療費用可能相當龐大。我知道這樣說不中聽，因為它牽涉到揪心而嚴肅的假設，但是如果去問問那些有過這種經歷、但沒有這些文件的人，他們一定會強烈鼓勵你把它們準備好。把完成預立醫囑當成送給家人的禮物吧！

聰明旅遊

這點很簡單：遵照疾病管制中心的指引去找國內外相對安全的旅遊地點（你可能會驚訝，國內旅遊不見得比國際旅遊安全，因為國內可能有熱點，而國外則有新冠肺炎尚未汙染的淨土）。就算已經接種疫苗，仍要事先計畫並做足功課。訂住宿或交通時，先確認他們的新冠肺炎相關措施，比如是否規定要接種疫苗或戴口罩，以及如果想要取消會有什麼後果。確認旅遊目的地或中途停留的地點有沒有特別的規定。不知道該冒險搭飛機還是開車？各有各的風險。機艙的氣體交換和過濾方式，使大部分病毒無法輕易在飛行途中傳播，但是擁擠的座位、海關檢查的隊伍和航站裡的人潮，都使得保持社交距離較難落實。購買不追問原因的旅遊取消險（一般的旅遊保險不會對新冠肺炎造成的行程更動進行理賠），這能讓你拿回七十五%左右的花費。

以下還有幾個建議：

- 選擇多數時間待在戶外的旅遊方式，以減少病毒傳播。
- 找一個空間寬闊，而且嚴格執行防疫措施的複合式度假中心，或是在暴露風險低的地區租個房子，但要確認租屋公司確實有徹底清潔和檢查。不管去哪裡，你最大的感染風險都是長時間待在室內，跟沒有戴口罩的人面對面。租屋時，最重要的考量是你會和什麼人共用空間。
- 參加信譽良好的商家嚴格把關的安全旅遊導覽。如果想搭郵輪，建議你把加勒比或歐洲這種長途航行留到後疫情時期，暫時先待在國內。在美國，有許多小郵輪可以遊歷五大湖、乞沙比克灣、密西西比河、斯內克河與哥倫比亞河；大西洋、太平洋或墨西哥灣的岸邊，也提供鄰近水域的旅遊。郵輪公司不見得會要求乘客或工作人員要接種過疫苗，所以要事先詢問，選擇最安全、防疫最嚴格的郵輪公司。然而郵輪原本的特質——空間狹小、與他人共享空間、跟陌生人頻繁接觸——都讓這樣的行程有其獨特風險，一旦船上出現病毒就麻煩了。別忘了，二〇二〇年，鑽石公主號上原本只有一個人確診，最後卻感染了數百人。

旅行時或許需要疫苗護照，可能是用紙本或手機上的應用程式，來顯示你注射疫苗的情形。大概不會有統一的系統，所以你得先查一下有沒有相關的通行證規定。在美國，每個州、每所大學與每個商家，都可以自行決定是否需要這樣的通行證。目前還沒聽說有建立聯邦疫苗接種資料的計畫或指令。如果你想隨身帶著疫苗接種紀錄卡，記得拍照或掃描起來另存，把原件放在家中安全的地方，或是跟其他重要文件一起收在銀行的保管箱。在所有年齡層孩童都可以施打的疫苗問世前，帶沒有接種過疫苗的孩子旅行會有些複雜。你必須盡可能保護他們，不讓他們暴露於危險中，勤洗手、別拿下口罩，並和他人保持社交距離。雖然零風險不是很實際的目標，但我們確實應該在追求生活充實的同時，盡可能降低風險。

重新思考年長的父母的長期照護機構

疫情初期最教人心碎的一些場面，是在病毒肆虐的安養院和退休社區拍的。許多生活輔助住宅成了讓老年人暴露於病毒的死亡陷阱。年紀大、原本健康就有狀況，加上封閉的共居環境，使得他們特別容易受病毒侵害。在美國，住在長期照護機構的老人約有八%死於新冠肺炎，相當於每十二個人就有一名。〔4〕在安養中心則是每十個人中有一人。整個疫情期間，長期照護機構裡的死亡人數，占美國所有死亡人數的三分之一以上。

雖然這些地方應該都已經針對新冠疫情，制定了保護居住者、工作人員、志工和訪客的計畫，但是我想，日後大多數的人在考慮將親人送到這些機構時，仍會更加謹慎。有幾個原因，使得這些地方特別容易受病毒和細菌襲擊：居住者和工作人員間頻繁肢體接觸、有些工作人員同時在好幾個機構往返工作，以及居住者共用房間，難以確保社交距離。

早在疫情爆發前，這些地方就存在感染控制問題了。美國政府問責署（US Government Accountability Office）於二〇二〇年五月發表的一份報告指出，在二〇一三年到二〇一七年間進行的調查發現，每五間安養中心就有四間，在預防和控制疾病感染上有缺失，

4 See "About 8% of People Who Live in US Long-term-care Facilities Have Died of COVID-19—Nearly 1 in 12. For Nursing Homes Alone, the Figure Is Nearly 1 in 10," The Covid Tracking Project, https://covidtracking.com/nursing-homes-long-term-care-facilities.

迫使醫療護理和醫療救助服務中心（Centers for Medicare and Medicaid Services，簡稱CMS）對感染防治的視察和執行發布了更嚴格的規定。〔5〕現在CMS要求安養中心，一旦發現新冠肺炎確診案例，必須在十二小時內通知居住者和他們的家人或代理人，同時必須向疾病管制中心通報，以便將資料上傳，讓大家能在網路上看到個別機構每星期的確診人數。

雖然現在能藉由疫苗來提升居住者和工作人員的安全，但我們不能假設大家的疫苗接種狀態都一樣。長期照護機構的新冠肺炎疫苗接種成效很好，自從施打以來，感染減少了八十％以上，但是仍有將近四分之一的安養中心和生活輔助住宅人員，沒有接種疫苗的計畫。將來可能有更多人不打追加劑。要注意，生活輔助住宅跟安養中心不同，前者通常沒有聯邦政府監督。舉例來說，CMS要求公開居住者和家庭成員確診案例的規定，就不適用於由州政府發給執照的生活輔助住宅。

謹慎選擇安養中心和生活輔助住宅。如果有親人住在生活輔助社區，而且你對他們的新冠肺炎確診人數或措施有任何問題或疑慮，請跟他們聯絡，找他們的管理人員談談。你也可以向所在的州政府健康部門或高齡化部門請教。以下是一些可以向長期照護機構提出的問題：

- 你們如何對居住者和工作人員進行採檢？
- 你們是否強制接種疫苗？（我會選擇公開透明、要求員工接種疫苗的機構。事實上，這些機構應該讓住民的家人知道其員工接種疫苗的比例。有些地方的接種率高達九十八％，沒有強制接種疫苗的照護單位接種率則連五十％都不到。）
- 如果爆發感染會怎麼處理？
- 有哪些預防新冠肺炎疫情爆發的安全措施？
- 你們如何維護和支持你們的員工？（留住優秀員工是優質機構的關鍵。）

接受社交圈因疫情而生變

流行病的本質是分裂，因為大家對於如何因應意見分歧。新冠肺炎也不例外，就像許多人經歷過的，家人和朋友間為了公衛措施和疫情是否嚴重爭論不休。大家各持己見。我們身邊應該都有那種在疫情最嚴峻時，仍不願遵守規定、不斷挑戰我們的容

5 See “Infection Control Deficiencies Were Widespread and Persistent in Nursing Homes Prior to COVID-19 Pandemic,” Report by the US Government Accountability Office, May 20, 2020, https://www.gao.gov/products/gao-20-576r.

忍度的人。在美國，由於疫情政治化，使得我們在彼此競爭的價值觀中保持社會風度尤其困難。每個人都需要調整社會行為準則，即使這麼做有時會讓我們的工作、與他人的互動和日常生活變得複雜。當我們的生命處於危險，其他人對安全的看法突然變得重要起來，程度超過那些偶爾發生、跟健康無關的歧見。當人們對安全的界線和程度看法出現衝突，事情有可能變得很棘手。

有些人際關係因這次疫情永遠改變時，別過於擔心。這些關係可能在疫情前就有問題了，趁此去蕪存菁或許反倒是解脫。精簡後的社交生活有一點值得欣慰，現在我們有機會重新建立社交生活，設定界線。疫情讓我們知道，哪些關係值得保留與呵護（沒錯，不管有沒有疫情，友誼破裂都是正常的事）。

隨著生活逐漸恢復正常，如果你受邀參加一場大型室內聚會，但參加的人大多沒有接種疫苗，因而令你感到不安時，你該如何回應？實話實說，婉轉告訴他們，這樣的聚會模式令你不安。想一想你們之間的關係——你對他們了解多少、他們的背景是什麼——來決定怎麼跟他們溝通。不是為了改變他們的想法，而是要為你自己的需求、感受和價值觀說話。在我的播客上，我花了很多時間和科學家談論新冠病毒，也學習他們的生活方式。下面是我的幾個發現。

用「我」做句子的開頭，比如「我覺得不安」，這樣聽起來比較不像在指控對方。如果他們嘲笑你或是不高興，告訴他們：「我知道。換成我是你，我也會有同樣的感受。」你可以進一步說：「我還沒打算這麼做，也還沒準備好這麼做。這是我的看法，但是我覺得你不在意我的看法，我們是好朋友，這讓我很難過。我們可以談一談嗎？」有些時候，你可能得暫時離開，別再繼續講下去。避免缺乏同理心和同情心，過於衝動或激烈的對話。忍不住跟對方說「你瘋了」不會有好結果。如果你覺得有必要挑戰對方對疫情的看法，可以問：「你從哪裡聽來的？」或是：「你說說你的看法，我試著了解看看。」不帶批判的傾聽他們的說法。以同情心來回應他們的焦慮，讓他們知道你關心他們的利益。這麼做能建立信任，並且弄清楚他們擔心的事。你也可以跟他們談談自己的疑慮和擔憂，並告訴他們你有哪些幫助自己做決定的資源。這些資料必須具有來源可靠，而且有跟政治無關的文獻背書，這樣對方的反應會比較正面。試著讓他們有這些新知識屬於他們的感覺。讓對話保持一種雙方交流的關係，而不是單向的，就像你們是一起循序漸進在學習。

為了你的情緒和整體健康，持續和他人建立連結很重要，但對象不能是讓你覺得不安的人。研究指出，指責或羞辱他人的行為（或是或責怪別人沒有做某些事，例如接種疫苗）並沒有幫助。記住：要分享，不要羞辱。這是我的座右銘。如果有朋友不願意接種疫苗，可以跟他們聊聊自己得到保護後感覺多自在。不願意接種疫苗的人大多不是因為愚蠢或自私，只是需要從信任的人（像是朋友、人生導師、醫生、同事和家庭成員），也就是你和我這兒，多得到一點資訊和證據。

找到工作與生活之間的新平衡

我的生活與工作平衡從來沒有這麼徹底遭受破壞過，我想，有無數人跟我有同樣的心聲。我們關在自宅裡超過一年了，這令我們懷念起能夠靜思自省的通勤時間（我想念出差去做報導的長途飛行）。疫情讓工作和休憩間的界線——以及時間的流逝——變得模糊了。有位女士表達得很貼切：「我感覺不像是在家工作，更像是生活在工作中。」有孩子的人就更不用說了。但是工作和生活不應該是零和的競爭，我們應該把工作當成僅是生活的一部分，而我們能決定它們的樣貌。隨著許多人以混合模式全職或兼職返回傳統辦公室，找到新平衡至關重要。以下是一些建議：

- **下定決心遵守界線。**訂立工作的空間和時間，可以的話，在創造力和生產力最好的時間工作。下班時間別立刻回訊息。對我而言，這代表像外科醫生一樣安排一天——準確、有條理、按程序來。如果你上班的地方使用聊天應用程式，工作結束時請把狀態改為「下班」或「請勿打擾」。不要害怕說：「我今天晚上有事，等明天再處理。」一名老闆曾經告訴我：「這種狀況下，你只要說『不』就夠了。」下班後的時間是你的，不必非得說「有事」。向同事明白告知你的上班時間和作息。上班地點變得有彈性是好事。如果你發現自己對於回到原本的工作環境感到焦慮或尷尬，給自己多一點時間。與他人保持安全距離一年多後，有些社交焦慮是很正常的。

- 訂定切合實際的期待。設定每天和每週工作與在家的時間，即使這兩件事發生在同一個場所。
- 在工作和娛樂之間安排二十分鐘過渡時間，不要妥協，把這段時間拿來做些能讓你靜下來或提神的事，例如冥想、閱讀、寫日記，或是在附近走走。

- 重新安排分工。已故的最高法院法官露絲・貝德・金斯伯格（Ruth Bader Ginsberg）在兒子闖了禍，學校打電話給她時提醒校方，她的兒子有母親也有父親，請輪流聯繫父母。這顯然是幾十年前的事了，但在今天仍受用。女性在疫情期間格外受苦，有些人因此辭了工作，或是降低對事業的追求。夫妻應該是一個團隊，遇到不順心的日子必須共同承擔。

學習與病菌共處

現在不管是使用提款機，還是身旁有人打了噴嚏，都令我們緊張兮兮。我們看所有事情都不一樣了。就連公共廁所都被視為危險區域（確實，麻省理工學院有研究員發現，沖馬桶時確實會產生空氣懸浮微粒（稱為toilet plume），有時甚至會構成公共衛生問題）。[6]大部分的病原體（包括新冠病毒）都不容易經由物體表面傳播，但是我們對於怎樣算「髒」或「帶有病菌」，看法已經和過去完全不一樣。在使用了大量的乾洗手、消毒噴劑和各種殺菌產品後，你可能以為自己已經消毒、環境也打掃乾淨了。但無論你喜不喜歡，我們周遭都充斥著細菌，而且正如你現在已經知道的，很多微生物對我們健康其實有益。我簡單介紹人類微生物組的目的，就是要表達友善的細菌其實是我們的一部分，甚至是我們最好的朋友。我們不可能將細菌完全清除，也不希望發生這樣的事。等到新冠病毒感染率隨著社區免疫降低，對於殺菌一事我們就必須稍微收手，否則等於剝奪了免疫系統接受訓練的機會，反倒損害了我們的免疫力。

一九八九年，英國流行病學家大衛・史特拉坎（David Strachan）使用「衛生假說」（hygiene hypothesis）一詞，提出童年經歷的感染能幫助人們日後抵禦過敏反應的看法〔7〕，認為二十世紀的孩子過敏和氣喘之所以發生率高，是童年早期發生感染的機率低導致的。他在《英國醫學期刊》發表了他的早期發現，指出在大家庭中成長的孩子比較少患花粉熱，是因為他們已經透過哥哥、姊姊接觸了病菌。這個結果讓他進一步研究發現，童年早期缺乏和微生物接觸會使人對疾病較為敏感。史特拉坎據此建立一個理論：慢性過敏疾病，例如花粉熱（過敏性鼻炎）、異味性皮膚炎和氣喘等的發生機率愈來愈高，是我們擺脫致命性傳染病付出的代價。這個衛生假說又叫「微生物理論」（microbial hypothesis）或「老朋友理論」（old friends hypothesis），它在過去三十多年不

6 See Kim Schive, "Public Toilets and 'Toilet Plumes,'" MIT Medical, June 15, 2020, https://medical.mit.edu/covid-19-updates/2020/06/pu blic-toilets-and-toilet-plumes.

7 See D. P. Strachan, "Hay Fever, Hygiene, and Household Size," *British Medical Journal* 299, no. 6710 (November 1989): 1259–1260, doi: 10.1136/bmj.299.6710.1259.

斷發展，過程中雖然受到許多批評或細節上的辯論，但是科學界已經達成共識，認為適當接觸病菌有益健康，過於乾淨可能會帶來反效果。這個理論後來也被用來解釋食物過敏、自體免疫疾病（如第一型糖尿病和多發性結節）、發炎性腸道疾病、部分癌症，甚至阿茲海默症等。〔8〕

這個概念就類似於：利用重量訓練來加強肌肉的質量和力量。藉由逐漸加重的重物來訓練肌肉，能使肌肉在舉重物時變得輕鬆。我訪問過的免疫學家表示，免疫系統也是同樣的道理。為了抵抗感染（也就是前面敘述中的「重物」），我們的免疫系統必須藉由抵禦日常生活中的病菌汙染，來加以鍛鍊與學習。一旦遇上需要抵禦感染，沒有接觸過病菌汙染的免疫系統就會出現困難。在某些時期，例如流感季節，我們確實必須注意衛生，但這不應該變成執念。記住，要在這個星球上生存，我們必須與其他生物共舞，而不是將自己隔絕開來。一旦社區對新冠肺炎有了免疫力，我們就必須結束狂熱追求衛生，讓免疫系統重新開始重量訓練。

英屬哥倫比亞大學的微生物學教授布雷特．芬利（B. Brett Finlay）在教授微生物組時提到，我們身上的細菌數量跟人體細胞的數量一樣多，在新冠疫情之前，美國的十大死因中只有流感是我們會「感染」的疾病。〔9〕但其他的，像是心臟病、癌症、腦部疾病與中風、糖尿病和肥胖症，幾乎都跟微生物組的健康狀態不佳或功能障礙有關。芬利博士在二〇二一年發表文章警告，疫情結束後可能會出現人體微生物組衰弱的情形。「你不能改變你的基因，但可以改變你的微生物組，它們是我們的朋友。」他說。

給長新冠患者的叮嚀

新冠肺炎的所有謎樣特徵中，它在某些人身上的長期影響，就連聰明絕頂的醫生和科學家都想不透。對於大部分的人，新冠肺炎頂多讓你不舒服幾個星期，年紀大的人可能需要住院，也可能因而死亡。但是在某些人身上，它是個起起伏伏、看似沒有止境的疾病，而且這些患者在感染初期症狀可能很輕微，甚至沒有症狀。這對患者本身和他們的親人都是折磨，因為這需要以「全家」為單位擬定策略，來幫助患者克服挑戰。

8 See Linda Brookes and Laurence E. Cheng, "The Hygiene Hypothesis— Redefine, Rename, or Just Clean It Up?" Medscape, April 6, 2015, https://www.medscape.com/viewarticle/842500.

9 B. Brett Finlay et al., "The Hygiene Hypothesis, the COVID Pandemic, and Consequences for the Human Microbiome," *Proceedings of the National Academy of Sciences* 118, no. 6 (February 2021): e2010217118, doi: 10.1073/pnas.2010217118.

有研究指出，從新冠肺炎復原的患者中，有五十%到八十%的人在感染後的三個月內，都經歷過某些徘徊不去的後遺症。[10]雖然大家的推測有差異，但是至少十%（甚至三十%）的患者最後成了預後不明的長期患者。這事非同小可，意味著在美國有將近一千萬人有長期症狀。它的情形令人不堪負荷，有些人因此無法回到工作崗位，職涯發展被迫延遲，甚至中斷，此外日常生活亦飽受困擾，連非常簡單的事也很吃力。

我們需要關心這些人、擁抱他們，並從他們的經驗學習，找出最好的處理和治療方法。雖然受影響人數眾多，卻沒有明確的診斷方法或標準護理方式，也沒有國家級的指導方針告訴我們，應該怎麼治療這些病人。一旦我們能更好的定義長期新冠肺炎，我希望我們能幫助患者治療並控制病情，就像用正確的藥物和健康的生活型態幫助其他慢性病患者那樣。醫界正在快速建立長新冠患者的標準定義和護理指導方針。這些患者雖然有相似之處（例如大多是三十多歲到五十多歲的女性），但我們還沒有任何診斷標準。肺部和心臟影像無法幫助我們辨識長期新冠肺炎。而這些長期症狀，有可能是新冠肺炎患者在發病後一到六個月間，死亡率比沒感染的人高了六十%的原因。感染過新冠肺炎的人在確診後的六個月期間，有其他醫療和藥物需求的機率也增加了二十%。慢性疾病會衍生其他慢性病，身體會因此受到更多疾病和失調影響。

佛奇醫生的上司、國家衛生研究院院長法蘭西斯・柯林斯醫生（Francis Collins）已經宣布一項重大承諾，要在四年內投資十一億五千萬美元，研究新冠肺炎長期症狀。這些症狀通常是一陣一陣的，而且林林總總：極度疲倦、肌肉疼痛、發燒、心悸、心律不整、血壓改變、呼吸急促；頭痛、意識模糊、喪失聽力、耳鳴和無法專注（腦霧）；腹瀉、噁心、嘔吐，以及喪失味覺和嗅覺，或是幻嗅、味覺異常；口腔潰瘍、肌肉抽搐、眼睛感染、脫髮和皮膚問題；另外還有心理和情緒上的問題，例如焦慮、恐慌、幻覺和憂鬱。長期的神經症狀，像是焦慮症或憂鬱症，似乎和中風或癲癇的急性期神經併發症不同。我們還不知道新冠肺炎會不會有非常長期的後果，像是二十多歲的患者將來罹患失智症或阿茲海默症的風險會不會提高，但是目前認為，它主要的問題是造成血管發炎及其後續影響。也就是說，它本身或許不會引起大腦疾病，但患者還是可能出現類似症狀。

理查・艾薩克森醫師（Richard Isaacson）是紐約長老教會暨威爾康乃爾醫學中心（New

10 See S. Lopez-Leon et al., "More than 50 Long-term Effects of COVID-19: A Systematic Review and Meta-analysis," preprint, *medRxiv*, posted January 30, 2021, doi: 10.1101/2021.01.27.21250617. Also see Judy George, "80% of COVID-19 Patients May Have Lingering Symptoms, Signs—More than 50 Effects Persisted After Acute Infection, Meta-analysis Shows," MedPage Today, January 30, 2021, https://www.medpagetoday.com/infectiousdisease/covid19/90966.

York–Presbyterian/Weill Cornell Medical Center）神經學家，並創辦了該中心的阿茲海默症預防診所，他說：「我認為新冠肺炎具有多種相關的後遺症，它會加速或引起認知衰退和大腦疾病，但是會造成這些問題的因素太多了。」他的大部分患者自新冠肺炎復原後，認知都回到了基準線。新冠病毒究竟會不會直接攻擊大腦還有爭議，目前尚未在死去的患者大腦發現新冠病毒。但是我們知道，在感染急性期，大腦可能會出現發炎、自體免疫反應，以及自主神經的部分調節能力受損。醫生見到的這些神經狀況，也可能和血管的變化有關。科學家已經開始記錄引發長期症狀的兩大驅動力：感染和免疫系統反應過度造成的器官和血管損害，或是因為病毒滯留體內，導致問題一直存在。

後面這個想法認為，新冠病毒會蟄伏於人體的某處，伺機而動，就像水痘病毒和帶狀皰疹病毒那樣。還有研究指出，新冠病毒會改變受感染者的基因，影響他們的行為。這點需要釐清一下，病毒並不會改變你的ＤＮＡ，但它能改變基因的表現方式，進而衝擊身體的發炎反應。德州科技大學醫學中心（Texas Tech University Health Sciences Center）的研究人員發現，光是暴露於惡名昭彰的新冠病毒棘蛋白，就足以改變患者呼吸道細胞基因的基準表現，比起感染本身，新冠肺炎患者最初的症狀，更可能是直

接來自棘蛋白和細胞的互動。〔11〕

從許多方面來看，這都讓我們回到這本書前面提到的表觀遺傳學概念。我們的基因每天都受到許多外力影響。這些訊號可以改變我們的基因表現，以及DNA轉換成訊息和身體組成元件的過程——這表示你有能力改變你的DNA表現，不管是變好還是變壞。就定義而言，表觀遺傳學研究的，是你的行為和環境如何改變並影響你的基因作用。這不是基因改變，表觀遺傳學的改變是可逆的，它們不會改變你的DNA序列，但是會改變你的身體讀取DNA序列的方式。〔12〕也就是說，表觀遺傳上的變化會「啟動」或「關閉」某個基因來影響它的最終表現。由於你所處環境和行為，包括飲食和運動等，都會造成表觀遺傳上的改變，因此可以很容易看出基因跟你的行為與環境間的關聯。我們就是由此決定要開啟或關閉哪些基因的。

那麼，感染新冠病毒這種事，是怎麼變成一種表觀遺傳力的？雖然我們知道環境和生活型態（像是吃什麼、做什麼運動）會左右健康，但通常不會去想「環境」如何

11 See "Gene Expression Changes Could Be Behind Long-Haul COVID-19 Symptoms," Clinical Omics, April 27, 2021, https://www.clinicalomics.com/topics/patient-care/coronavirus/gene-expression-changes-could-be-behind-long-haul-covid-19-symptoms/.

12 See cdc.gov.

以更細膩的方式影響我們。一個人對新冠病毒的反應、以及是否會發展為長期患者，很可能受基因、表觀遺傳和環境因素間複雜的交互作用影響。日後我們應能根據來自長期患者的數據，找到當中的模式，更好的預測什麼樣的人較可能出現長期症狀。

現在全美各地都有長期患者的復原計畫，像是紐約的西奈山醫院，就建立了新冠後護理診所。戴安娜．貝倫特（Diana Berrent）在二〇二〇年春天發起了「倖存者兵團」（Survivor Corps），希望幫助病人和醫生推動並收集數據和研究工具，但她沒想到它會成長得如此迅速[13]，這代表大家對這個問題的答案和治療需求不斷在擴大。貝倫特在二〇二〇年三月感染新冠病毒，是紐約市第一批遭受感染的人之一。在檢測呈陰性後的幾個月，她仍然受長期症狀所苦，包括頭痛、腸胃問題，甚至置她於失明風險的青光眼。他十二歲的兒子也遭受感染，經過了九個月仍然有症狀。

「感覺像是斷了手或腳，現在必須設法讓它長回來，」一名患者這麼解釋。這個比喻很貼切，因為不可能有手或腳斷了能長回來這種事（要是可以就好了！）。如果你的腿被截肢，你的新生活大概會是學習穿著義肢走路。嚮往回到截肢前的生活，或是對於之後沒辦法做的事感到遺憾，恐怕都於事無補。一味的緬懷過去甚至會阻礙復原的進展。新冠肺炎的存活者也是如此，他們當中許多人的形象，跟大家所預期感染了新冠肺炎、結果恐怕不樂觀的人相去甚遠。他們很年輕、很健康。當中有高中的運動明星、過去或原本沒有健康問題的壯年人、職業運動員、特種部隊的軍人，還有醫生。他們無法理解，為什麼自己的身體對新冠病毒的反應會像雲霄飛車。雖然女性有較高機率演變為長期患者，但我們不能忽視同樣受到折磨的其他人，他們的經驗同樣會促進我們更認識新冠肺炎，豐富我們的新冠醫學資料庫。

我建議長新冠患者：在住家附近找一間有呼吸科、心臟科、神經科等各科醫生的診所。你需要各學科專家合作，才能兼顧它林林總總的症狀。不管是在醫療上或是在家裡，都要把它看作「全家人的事」。倖存者兵團的網頁SurvivorCorps.com 是個獲取資源的好地方。值得注意的是，許多長新冠患者在接種疫苗後症狀有所改善，這是個好消息，也為導致長期症狀的根本原因提供了線索。對於長新冠患者以外的所有人，這則是另一個接種疫苗、以及日後持續施打追加劑的理由。

需要時我會毫不猶豫的接種追加劑，好讓免疫力跟得上全球流竄的病毒變異株。新冠病毒會持續在我們的身後追逐，但我們仍能因為有科學作後盾，繼續追尋生活。

13 See https://www.survivorcorps.com/.

9

為我們的未來而戰：你的健康取決於世界各地其他人的健康

Fight for the Future of Us: Your Health Depends on Everyone Else's Around the World

過去二十年，我幾乎報導了地球上爆發的每一次疫情、區域性流行病和全球性流行病。二〇〇三年SARS爆發時，我在伊拉克和有「魔鬼醫生」（Devil Docs）稱號的海軍陸戰隊醫療隊共事。即使在戰爭中，我們還是聽說了中國發生的事，大家都有些害怕。坐在帳棚外，聽著遠處的槍聲，我記得陸戰隊的人問我對這個病毒需要多擔心。如你所知，SARS最後還算少見，全球確診案例不到一萬件。但是很多人可能忘了，它的致死率大約十％，也就是每一百個感染者中有十個，最終死於該疾病（致死率的算法，是將確認死亡的人數除以確診人數）。很難想像，如果新冠肺炎的致死率也這麼高，會帶來多大的衝擊。〔1〕

SARS爆發的兩年後，我去了泰國、寮國和印尼報導H5N1禽流感的新聞。我們在二〇〇五年的聖誕假期抵達，一直待到二〇〇六年新年。當時大家對它所知不多，確診案件也只有幾十例，但它的死亡率卻高達四十%以上，且持續攀升。那時候，我經常邀安東尼．佛奇醫生在我的實況報導擔任來賓。「這是個會讓我晚上睡不著的病毒，」他告訴我。那是個致死率高、傳染力強的流感病毒。所幸，SARS和H5N1最終都沒有在全球大肆傳播。

三年後的二〇〇九年，另一個流感病毒從墨西哥中部開始擴散。它被稱為H1N1或豬流感病毒。（「豬流感」其實是錯誤的命名；這個病毒株由數個不同元素組成，除了豬隻，有部分來自禽類。）五歲的埃德加．赫南德茲（Edgar Hernandez）被認為是零號病人，最初是在我為CNN做的一則報導中發現的，當時我和一群疾病偵探去了墨西哥。不像SARS和H5N1，豬流感的傳染力非常強，估計在二〇〇九年四月到二〇一〇年四月，美國有六千萬人遭受感染。但是它的致死率相對低得多，只有〇．〇二%。有超過二十七萬人住院，大約一萬兩千人死亡。雖然這個疾病的致死率不高，但是我以親身經驗告訴你，滋味很不好受。

我從事報導這麼多年、去過許多危險的地區，但從沒有生病過，二〇〇九年九月是第一次。當時我又去了中東，這次是去報導阿富汗衝突。一開始是咳嗽。咳嗽沒什麼稀奇的，畢竟我們在沙漠，空氣中總是塵土飛揚。但是這次的咳嗽不一樣，咳的時候會痛，而且痛到令我皺眉，巴不得別再咳了。我覺得自己好像發燒了，但發燒是當然的，我可是在阿富汗報導戰爭，情況確實火熱。很可能是這樣才會發燒。問題是，隔天我覺得更不舒服了。我在塵土覆蓋的沙漠帳篷中醒來，試著從睡袋裡出來，卻支撐不了自己的身體，走了兩步就撞上地板。我頭眼昏花，雖然是清晨，外面的溫度已經華氏一百度（攝氏三十七．八度），我卻冷得打顫。

我想吐，渾身疼痛。我試著找各種藉口來解釋我的症狀，可能因為報導戰爭、沒有睡好，防彈衣不夠合身而且很重，也可能是陸戰隊弟兄說的「坎大哈」（Kandahar）沙塵暴。結果都不是。我還記得我看向攝影師史考帝．麥溫尼（Scottie McWhinnie），他的狀況也好不到哪裡去。他頭上包的圍巾已被汗水浸濕，他不停的咳嗽，而且咳得很大聲。我不禁為他、也為我自己擔心起來。我們染病了，某種病。我做了個指揮決定：

1 新冠肺癌的致死率不斷在改變，因著公共衛生措施和病毒在社區的行為表現不同，世界各地的致死率都不同。很明顯的，它在老年人和身體原本就有狀況的人致死率較高。二〇二〇年，新冠肺炎是四十歲以上的人的第三大死因，年致死率為每十萬人中有三百二十五人，僅次於癌症和心臟病。此外在四十歲以上的人當中，新冠肺炎的死亡率要高於交通事故的死亡率。

身為戰地的醫生記者，我要去給我們找到醫療協助。[2]我們去了戰地醫院，但這次不是以記者身分，而是以病人的身分去的。除了確定我們感染的是H1N1，並幫我們打點滴之外，他們能做的非常有限。

這是我病得最重的一次，在恢復的過程中我掉了十四磅。回到家，我太太見到我時嚇壞了。幾年後，我費了一番力氣，才說服她讓我飛到另一個危險地區——這次是去報導伊波拉出血熱（hemorrhagic fever Ebola），最後，這趟旅程成了我印象最深刻的經驗之一。

二〇一四年春天

我和機組人員剛降落在西非的幾內亞首都科納克里，就立刻感受到正在發生的事帶來的衝擊。這是個只有一千兩百萬人口的小國家，也是全世界最貧窮的地方之一。就在機場外的田野裡，有個年輕女性流著眼淚，接著用蘇蘇語（Susu，幾內亞使用的四十種語言之一）放聲哭喊。圍觀的群眾逐漸沉默，大家都安靜的聽著。坐在我旁邊的一個年輕人小聲為我翻譯，雖說我已經猜到是什麼狀況了。這名女子的丈夫因為感染伊波拉病毒過世了，屍體很快便火化掉。

過去，伊波拉病毒很少離開偏遠的非洲森林地區，但是現在，我們愈來愈擔心它已經擴散到人口稠密的地方，包括我剛抵達的國際機場。在一百多人染病死亡後，幾內亞的外交部長表示，已經控制住病毒擴散的情形。然而我詢問當地醫生，伊波拉病毒是否會闖出國門、向全球擴散時，他們卻有不同的看法。有幾人告訴我確實有這個顧慮，只是不太可能發生。大部分的伊波拉患者都來自森林裡的小村子，這些人不太可能出國，他們這麼告訴我。再者，他們認為伊波拉病毒不會在美國等西方國家大規模擴散；我們的醫學專業和文化——不觸碰死者——都會避免這樣的事發生。但仍有醫生不敢掛保證，也沒有人想試探這個理論。

伊波拉病毒的潛伏期介於兩天到二十一天，這是患者感染到出現症狀所需的時間。當國際機場就在附近，代表你可能都已經飛到地球的另一頭，才開始出現頭痛、發燒、疲倦和關節疼痛等伊波拉感染早期症狀。接下來是腹瀉、紅斑丘疹和出血。打嗝是感染伊波拉病毒的嚴重訊號，這代表協助你呼吸的橫隔膜已經受到影響。

就像新冠病毒，我們對伊波拉病毒已經知道得很多，而已知的部分令我們害怕的

2 See Dr. Sanjay Gupta, "I Went to Afghanistan and All I Got Was H1N1," CNN, September 23, 2009.

程度，跟未知的部分一樣多。我們知道，伊波拉這個基因組成很簡單的病毒快、狠、準——有如恐怖電影裡的殺手。〔3〕它的致死率超過五十%，在某些爆發疫情的地方，致死率甚至高達九十%。伊波拉殺人的手段非常高明。首先，它會先特意卸除你的免疫系統，好讓病毒不受限制的複製，直到它們侵入全身器官。它會使血管內的血液快速凝結，當這些血管阻塞，身體其他部位會因為凝血機制應付不暇而開始出血。這時會出現體外出血，包括鼻子和眼睛都會流血；你開始出現瘀傷，皮膚有傷口時，血液不會凝固。但最嚴重的問題是你看不到的體內出血。許多患者平均十天內便會死於休克。

然而，儘管伊波拉病毒這麼可怕，要「染上」它並沒有那麼容易，通常得跟病得很重的人長時間相處，並接觸到他們受感染的體液。這就是為什麼家人和醫護人員最容易感染。有些傳染病（包括新冠肺炎在內），患者在出現症狀前就開始傳播病毒了。但伊波拉病毒不是，它只有在你已經生病或發燒時才有傳染力。只不過僅需很少量的伊波拉病毒，就足以感染並殺死患者，萬一你的手上沾了一點患者的血液或唾液，病毒便能經由傷口進入你的體內。不管你是不是注意到了，我們每個人的皮膚上都有傷口。在當地待了幾天後我發現，伊波拉病毒突破非洲大門是早晚的事。

幾個月後，隨著疫情在西非持續升溫，伊波拉病毒也來到了美國。最初，它是跟著夏天搭飛機回美國接受治療的傳教士來的。接著，又不小心隨著四十二歲的利比亞旅客湯瑪斯·艾瑞克·鄧肯（Thomas Eric Duncan）從利比亞飛到了德州，這名患者最後在達拉斯病逝。兩位照顧鄧肯的護理師成了美國本土感染的案例，但最後都復原了。我們都在媒體上聽說了這些案例，大家為了這些受感染者團結合作，最後，二〇一四年這場源自西非的伊波拉疫情，有十一位患者在美國成功治癒。

現在也是這樣的關頭，我們得回頭複習複習這一課。沒有任何在美國感染伊波拉病毒的患者死亡，但是在非洲感染的患者每兩人就有一個死亡。雖然病毒不認人，但染病者的生存機率會隨著國家、甚至郵遞區號而異。在美國染上伊波拉病毒的人有個共同點：他們都被送到了為這種傳染力極強的疾病做了多年準備的兩間醫院（這樣的醫院在美國共有四所），其中一間是我任職的埃默里大學。

但是在新冠疫情期間，我們沒辦法做同樣的安排，所以全美各地的差異才這麼大。伊波拉病毒在美國擴散的情形，大概永遠不會像其他地方那麼大，因為它不是那

3 See cdc.gov.

種能在我們的系統占上風的病毒。但是像新冠病毒這樣的病菌呢？它已經向我們展現它移動得有多快，以及不管做為國內或是世界的公民，我們為合理控制損害所做的準備有多糟。新冠肺炎也讓我知道，對於「世界上的一個角落爆發疫情，任何地方都可能遭受波及」這句我在非洲第一次聽到的公衛格言，我的理解多麼不足。偏遠的世界角落就像我們自家的後院。除非我們將全球性和國家性的分歧與裂縫都填補起來，否則新冠病毒就會像伊波拉病毒一樣可怕，殺傷力驚人。

這就是為什麼，我們每個人都有義務協助遏止遠方爆發疫情。理想狀況下，最脆弱的人應該最先接種疫苗，不管他們住在哪裡。然而，目前的狀況是：富裕國家的人都已經打了第二劑疫苗，仍有些國家的人民沒有任何疫苗可打。截至二〇二一年春天，大部分疫苗都送到了高收入國家（相當於十六%的世界人口），只有不到一%是送到低收入國家。〔4〕

印度的第二波致死疫情高峰是個示警

二〇二一年四月二十三日，時隔多時我終於逐漸樂觀起來。我和太太跟幾個朋友去了一家餐廳，選擇在戶外用餐。我承認一開始有點尷尬，畢竟我們已經一年多沒有這麼做了。但是當我們拉下口罩，見到彼此的笑臉時，感覺真好，幾乎就像回到了正常狀態。我們八卦著周遭發生的事、聊了幾個隔離時期的趣事，甚至安排好很快要再聚聚。這是我第一次覺得未來不再是一片空白——就像我這段時間在地下室裡缺少感官刺激所感受的。

沒想到隔天醒來時，就得知了一個令我震驚的消息：住在印度德里、七十歲出頭的一個叔叔，居然很突然的死於新冠肺炎。他在上個星期一開始感到不舒服，星期二住院，於星期四病逝，隔天就火化了。事情發展之快有如意外，而不是傳染病。這個叔叔特別受我們古普塔家族的孩子們愛戴，他天生是說故事高手，總是面帶笑容，也是長輩中最寵我們的——會在家族婚禮中偷偷讓我們喝酒。在感染新冠病毒之前，他的身體相當硬朗。

同樣令人震驚的是，在漫長的二〇二〇年，印度一直將新冠疫情控制得不錯，甚至到了二〇二一年初，一切看起來依舊很好。印度的人口僅次於中國，地球上每六個

4 See Josh Holder, "Tracking Coronavirus Vaccinations Around the World," *New York Times*, June 4, 2021, https://www.nytimes.com/interactive/2021/world/covid-vaccinations-tracker.html.

每百萬人中，每日增加的新冠肺炎確診人數

圖中的數值是滾動式的七天平均值。確診案例少於實際案例的主要原因，是篩檢的人數有限。

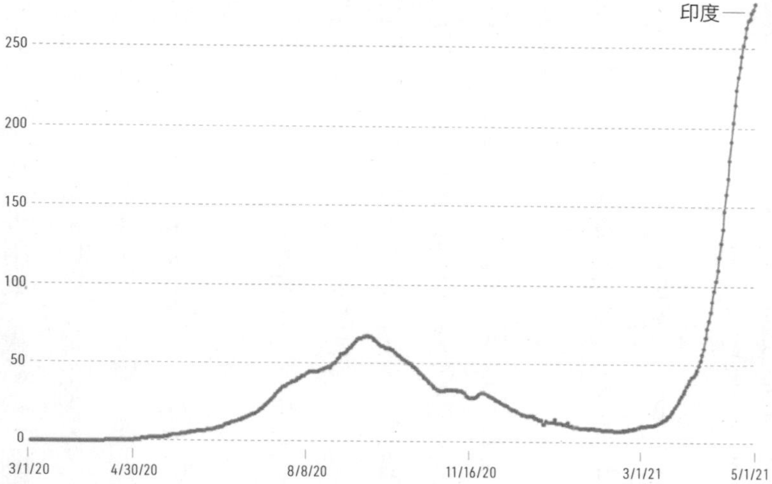

資料來源：約翰霍普金斯大學CSSE新冠病毒數據[5]

人就有一個印度人。二〇二一年三月的第一個星期，印度衛生部部長宣布疫情已經進入「最後階段」。但就在三月中，疫情出現了第二波高峰，讓該國措手不及。確診人數暴增，創下自疫情爆發以來單日最多人確診的世界紀錄——一天新增四十萬名確診案例，打破了美國在一月二日創下的單日三十萬人確診的紀錄。而且確診人數和死亡人數很可能都嚴重低估。

醫院的病床滿了，氧氣和抗病毒藥物用罄，深陷的危機迫使停車場變成了焚化場。疫情失控的原因是中央政府領導無方，以及在第一波疫情大規模封城、經濟重挫後，民眾因精疲力竭而亟欲放鬆。領導人沒有阻止群眾集會，數百萬人跨邦參加了為期數個星期的印度教朝聖之旅。與此同時，政治集會吸引了大批未戴口罩的民眾，成了超級傳播事件。新的、更難纏、傳染力更強、致死率更高的變異株因運而生，死亡人數一路攀升。專家警告說可能出現第二波疫情，但無人理會。防疫表現一度可謂典範的這個國家，突然間上了新聞頭條。全世界都看著，想知道這對他們意味著什麼。

5 See E. Dong, H. Du, and L. Gardner, "An Interactive Web-based Dashboard to Track COVID-19 in Real Time," Lancet Infectious Diseases 20 no. 5 (2020): 533–534, doi: 10.1016/S1473-3099(20)30120-1. Also see https://www.github.com/CSSEGISandData/COVID-19.

每百萬人中，每日增加的新冠肺炎確診人數

圖中的數值是滾動式的七天平均值。確診案例少於實際案例的主要原因，是篩檢的人數有限。

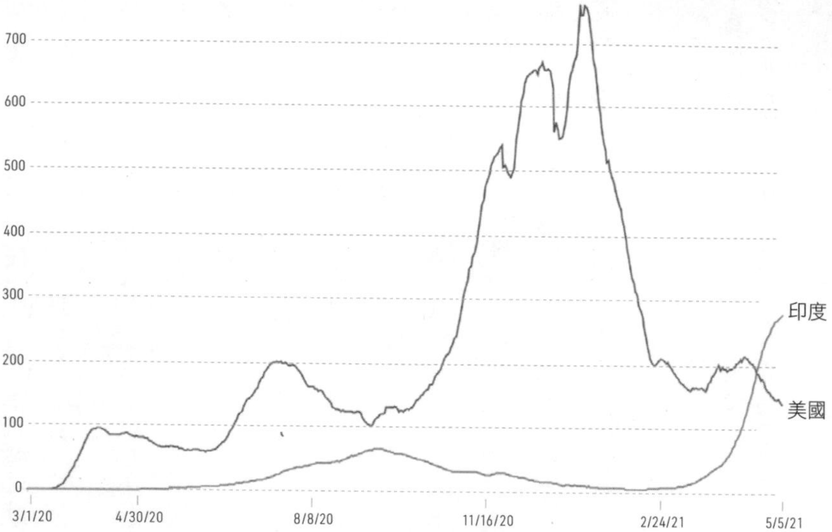

資料來源：約翰霍普金斯大學CSSE新冠病毒數據〔6〕

好消息是，現有的疫苗對出現在印度的新變異株仍具有保護力，但是你要夠幸運才能打到疫苗。

印度恰巧是全球的疫苗生產大國，但他們在為自己的人民接種前，已經把大多數疫苗出口了。等到爆發第二波疫情，人民需要醫療救助來遏止病毒傳播時，為時已晚。當時只有將近三％的印度人民接種了兩劑疫苗，九．二％的人接種了一劑。〔7〕如果是在美國，我那位叔叔會是第一批符合接種資格的人，但是在印度的他沒有打到疫苗。這一點讓我在印度長大的父母感慨特別深。他們在二〇二〇年的十二月底接種了第一劑疫苗。在我認識的人當中，我母親的意志力算是非常堅強的，在得知地方圖書館將在十二月二十九日提供三百劑疫苗，並於上午九點開始施打後，她在凌晨一點半就拉著我父親在圖書館外紮營，彷彿在搶演唱會門票！最後，他們拿到了「二八八」和「二八九」這兩個號碼牌，接種完後開心的拍下接種紀錄卡傳給我。五月十日，我的三個女兒都得到了接種疫苗的許可，她們也是同年齡層裡非常積極的主顧。我們不禁要

6 Ibid.

7 See Jeffrey Gettleman, Shalini Venugopal, and Apoorva Mandavilli, "India Blames a Virus Variant as Its Covid-19 Crisis Deepens," *New York Times*, April 28, 2021, https://www.nytimes.com/2021/04/28/world/asia/india-covid19-variant.html.

想：如果我那個叔叔住在美國，是不是就還能活著？而我父親也不禁要問，如果當年他沒有離開印度，會是什麼情形？

急亂中的希望

大流行病揭露了我們的真實面目——我們的道德觀、價值觀、倫理，以及人性。它以絕無僅有的方式考驗我們。儘管疫情期間我們有各種損失，遇到了重重困難，但我們的人性也展現了最好的一面。許多人都跟我談起他們美好的故事，像是和久違的老朋友重新熱絡起來、因為封城而跟親人更緊密連結、花更多時間在廚房和花園、學了新技能、找到了新興趣、重新確立了工作目標，或是在不同的工作中找到新目標、更加認識文化與社區，或是更深刻感受到人生無常。我鼓勵大家都藉由這個機會省思一下，看看哪些改變是你希望永遠留下、哪些習慣則是你想揚棄的。

我是個永遠的樂觀主義者，相信我們能挺過未來的各種狀況。一百多年前，一九一八年的西班牙流感光在十月，就造成將近二十萬名美國人死亡。[8]反對戴口罩的運動如火如荼，因為不願意戴口罩而遭逮捕的人，多到令整個法院系統不勝負荷，導致公共衛生當局不得不停止逮捕行動。感恩節過後〔9〕，案例數開始攀升，大家一方面慶祝第一次世界大戰落幕，另一方面受夠了疫情期間的生活，所以休假時也放鬆了防疫。但是我們都知道，病毒可不會放假。十二月，學校被迫停課，衛生單位也要求百貨公司取消「聖誕老人的活動」，於是出現了聖誕老公公「得了流感」這樣的新聞頭條。〔10〕到了一月，全國陷入第三波疫情，直到一九一九年夏天才消停。

過去這個世紀發生了許多事。自流感大流行以來，我們擁有了網路和手機、卓越的醫學科技，更加認識疾病本身，也更加了解治療它們的方法。新冠疫情危機促使mRNA疫苗終於跑到終點，將來勢必會在更多醫學領域成為有力的工具。但是，它也讓我們徹底看見生命真正的面貌。我太太告訴我：「這會是個時不時令人覺得疼痛的傷疤，每當想起在疫情中喪生的那些人，我們永遠不會好受，但是我們會學習，

8 See Christopher Klein, "Why October 1918 Was America's Deadliest Month Ever," History, October 5, 2018, https://www.history.com/news/spanish-flu-deaths-october-1918.

9 編註：感恩節是每年十一月的第四個星期四。

10 See Grace Hauck, "We're Celebrating Thanksgiving Amid a Pandemic. Here's How We Did It in 1918—and What Happened Next," *USA Today*, November 21, 2020, https://www.usatoday.com/in-depth/news/nation /2020/11/21/covid-and-thanksgiving-how-we-celebrated-during-1918-flu-pandemic/6264231002/.

並朝著對未來有幫助的方向繼續成長。」

我知道我已經這麼做了。

致謝
Acknowledgments

一直以來，我們便和大大小小的生物共享這顆美麗的行星，然而，卻還沒完全學會如何與他們在這個星球共舞。我們步伐踉蹌，不時踩到舞伴的腳趾。我們侵略他們的地盤，剝奪他們的棲息地，還無謂的奪取他們的性命。最好的生活方式，應該是有收穫、也有付出，珍惜寶貴的資源，尊重共居的夥伴。我想，我們做得到好好生活，一起跳著完美的探戈。

從二〇二〇年年初開始，我花了無數時間訪談公共衛生、策略和預測界的諸多菁英。他們無畏無懼，相信我們能杜絕傳染病大流行，擺脫病原體對人類生存帶來的威脅。他們正是我們需要的舞蹈老師，也是啟發我寫這本書的人。CNN的醫療團隊是全世界頂尖的，他們協助引導我寫這本書時的思路。Ben Tinker、Amanda Sealy、Nadia Kounang、Michael Nedelman、Tia Miller和Jessica Small都完全投入，精確而公正的講述新冠肺炎的故事。

Priscilla Painton擁有眾多天賦，其中「條理清晰」這一項對於跟她合作的作家真是一大福音。我撰寫《大腦韌性》時跟她有過很棒的合作經驗，當時我猜想會不會只是巧合。現在有了第二個數據，看來這是一種趨勢了。我期待日後有更多合作機會來收集證據。

能完成這樣一本書，是因為有一個夢想家團隊讓書頁栩栩如生，然後讓世界知道。謝謝Yvette Grant、Megan Hogan和Hana Park的編輯指導。謝謝Julia Prosser、Stephen Bedford、Elizabeth Gay Herman和Elise Ringo用最好的方法讓這本書跟讀者連結。Jackie Seow和Paul Dippolito，因為你們，這本書成了藝術品。雖然我永遠不會習慣拿自己的照片當著作封面，但我真的很感謝你們的努力和才華。一本關於大流行病的書應該要讓全世界的人都讀得到，因為Marie Florio的努力，這一點將得以實現。

優秀的團隊始於優秀的領導者。我要謝謝Dana Canedy的支持。Jonathan Karp，我非常喜愛我們之間的對談，依舊為你可以在政治、體育和史普林斯汀切換自如的能力所著迷。非常感謝你們熱情的歡迎我加入這個大家庭。

每次有幸和了不起的律師Bob Barnett相處，我總能帶著更多見識和靈感離開。

我還是不清楚他為什麼會讓我和總統、教皇同列客戶名單，但和Bob成為朋友是我這輩子感到非常光榮的事。

還有Kristin Loberg，光是致謝好像不足以描述我們之間這段由Bonnie Solow努力不懈促成的美好合作關係。過去這一年，我們並肩駕車奔馳，不顧輪胎滾燙，甚至在過彎時加速。這麼做是因為我們知道這件事很重要。我的油箱要空了時，你為我加油打氣，讓我保持清醒，提醒我負有任務。你綻放明亮的光芒，而我有幸成為你照耀的幸運兒。親愛的朋友，我永遠對你充滿感激。

關於註解 Notes

寫這本書時，我參考了相當多資料和科學文獻，光是這些參考資料本身，就足以成為一部巨作。本書中的註解只列出其中一部分資料，你有意進一步查詢時可以從它們著手，它們會帶你找到更多資料。書中提到的某些故事已有媒體廣泛報導過，至於那些還沒公開過的故事，對於患者我會姑隱其名，並修改他們的身分資料。我相信只要輸入幾個關鍵字，大家就能在網路上找到大量參考資料和證據，但前提是要使用信譽良好、內容經過證實且有專家把關的網站。這一點在醫療健康方面的議題尤其重要。

我們現在仍處於新冠肺炎疫情之下，每天都會發現與它相關的新知，因此難免有些遺漏，我已經竭盡所能將最值得信任、有科學根據、清楚透明且一再經過驗證的訊息，提供給大家了。有部分內容是從我從事的記者工作，以及私底下與熟悉這些事物並樂於分享見解的同僚或個人交流而來。

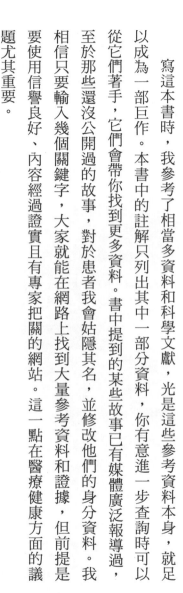

FOCUS 30

大疫時代必修的生命教育

WORLD WAR C

Lessons from the Covid-19 Pandemic and How to Prepare for the Next One

作　　者　桑賈伊・古普塔（Sanjay Gupta）
譯　　者　張瓊懿
責任編輯　林慧雯
美術設計　黃暐鵬

編輯出版　行路／遠足文化事業股份有限公司
總 編 輯　林慧雯
社　　長　郭重興
發行人兼出版總監　曾大福
發　　行　遠足文化事業股份有限公司
23141新北市新店區民權路108之4號8樓
代表號：（02）2218-1417　客服專線：0800-221-029　傳真：（02）8667-1065
郵政劃撥帳號：19504465　戶名：遠足文化事業股份有限公司
歡迎團體訂購，另有優惠，請洽業務部（02）2218-1417分機1124、1135
法律顧問　華洋法律事務所　蘇文生律師
特別聲明　本書中的言論內容不代表本公司／出版集團的立場及意見，由作者自行承擔文責。

印　　製　韋懋實業有限公司
初版一刷　2022年11月

定　　價　470元
I S B N　9786269651740（紙本）
9786269651764（PDF）
9786269651757（EPUB）

國家圖書館預行編目資料

大疫時代必修的生命教育
桑賈伊・古普塔（Sanjay Gupta）著；張瓊懿譯
—初版—新北市：行路出版：
遠足文化事業股份有限公司發行，2022.11
面；公分（Focus；30）
譯自：World War C: Lessons from the Covid-19 Pandemic and How to Prepare for the Next One
ISBN 978-626-96517-4-0（平裝）
1.CST：嚴重特殊傳染性肺炎
2.CST：傳染性疾病防制
412.471　　111015729